救急救命士 実践力アップ 119

編著 桂田菊嗣（大阪急性期・総合医療センター名誉院長）
　　 瀧野昌也（長野救命医療専門学校救急救命士学科長）

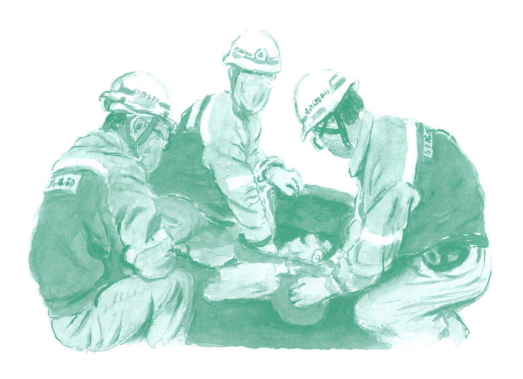

へるす出版

巻 頭 言

　本書は現役で活躍中の救急救命士のために書かれた問題集である。

　救急隊員として活動するためには，国家試験対策とは違う観点から知識を整理する必要がある。たとえば国家試験には，疾患名を推測させる"病名当て"や，病態の理解を尋ねる問題がしばしば出題される。しかし，実際の現場で重要なのは別のことであろう，という趣旨で従来にないタイプの救急救命士用問題集を作ることとした。

　救急救命士は，発症の状況（または受傷機転），自覚症状，基本的な身体所見を基に処置と搬送の内容を決め，限られた時間内に実施する。これは，病歴，身体所見，検査所見から病名，進行度，合併症を診断し，あらゆる治療法のなかから最適のものを選んで実施するという医師の診療行為とは似て非なるものである。

　この点を踏まえ，本書では疾患名の判断や病態への言及を最小限とし，現場で得られる情報を基に具体的な対応法を尋ねる実践的な問題の作成を心掛けた。意外に大変な作業であり，日常的に行う試験問題の作成に比べて，多くの手間暇を要した。

　問題数は119問で緊急通報用電話番号と一致させた。さほど多い数ではないが，国家試験では取り扱わなかった領域もある。受験対策用として見れば不備と思われるかもしれないが，日常業務の疑問に応えるという点では，これまでの問題集になかったものを多少なりとも付け加えることができたのではないかと思う。

　問題の水準は平易を旨とした。文字数はなるべく少なくして図表をできるかぎり各問に付けた。図の多くはオリジナルであり，苦労した部分でもある。問題の形式は五者択一式にこだわらず，重要な主題については異なる角度から問い直し，より立体的な理解を図った。また，多くの実際の事例がそうであるように，正誤が明確に決め難い問題もあえて混ぜてある。これらはいずれも，本書を，学力の評価ではなく勉強の手段とすることを目的としたためである。

　本書は順番に1問ずつ解いていってもよいし，気が向いたときに，たまたま開いたページを眺めてもよい。いずれにせよ，できれば何回か目を通されることをお勧めする。その過程で新たな疑問が湧き，読者自身でもっと調べてみようという意欲の高まりにつながれば，望外の喜びである。

　平成31年1月

桂田　菊嗣

瀧野　昌也

編著者

桂田　菊嗣　大阪急性期・総合医療センター名誉院長

瀧野　昌也　長野救命医療専門学校救急救命士学科長

本書の使い方

1．対象とする読者について
　現役の救急救命士を念頭に置いている。救急救命士養成課程にある人にも有用と思われるが，国家試験対策のための問題集ではない。

2．問題の並べ方
　特定の事項についての知識や判断を短文で問う問題（基本問題）を前半（Q 1 〜86）に，仮想の事例における観察・判断・処置等について問う問題（応用問題）を後半（Q87〜119）にまとめ，それぞれのなかでは領域にかかわらず順不同に並べてある。実際の救急活動では，次にどのような傷病者に遭遇するかを予測できないからである。

3．特定の領域について勉強したいとき
　1つの領域について集中的に勉強したいときには，p. ixにあげた領域分類表に従って希望の領域に関する問題を選択していただきたい。領域は，「人体の構造と機能（解剖，生理）」「救急活動一般（制度，法令，活動総論）」「観察，処置」「内因性疾患，症候」「外傷」「外傷以外の外因性疾患」の6つである。

4．問題の形式について
　五者択一式問題のほか，単純な選択式問題，正答数を示さずに正しい選択肢を選ばせる問題，記述式問題等がある。このため，1つの問題を解くのにかかる時間はさまざまであり，時間を決めて解答し学力を評価するという使い方を求めていない。

5．問題を解くにあたって
　問題を解くことにより自分の知識の限界が明らかになる。面倒がらずに自分の知識の引き出しを全部開けて問題に突き合わせ，1問ずつ，必要なだけ時間をかけて解くことをお勧めする。

目　次

基本問題　　Q&A　1～86 ……………………………………………… 3～174

応用問題　　Q&A　87～119 …………………………………………… 177～244

コラム

自転車用ヘルメット ………………………………………	183
誤嚥と誤飲 …………………………………………………	184
在宅療法とは ………………………………………………	184
海水溺水と淡水溺水の区別は必要か ……………………	187
「士」と「師」の違い ……………………………………	191
縊頸と頸椎損傷 ……………………………………………	203
特定行為と医療事故 ………………………………………	211
もっとも速い冷却法は何か ………………………………	215
脊椎損傷と脊髄損傷 ………………………………………	229
身体の冷たい心停止例では脳障害が出にくいか ………	233
胸部刺創か腹部刺創か ……………………………………	233
腹部の観察 …………………………………………………	237
呼吸困難を起こすのは肺の病気か ………………………	241

領域分類表　(数字は問題番号を示す)

領域	問題番号	
	基本問題	応用問題
Ⓐ 人体の構造と機能 （解剖，生理）	4　7　15　19　20　22　27 29　30　32　45　47　50　64 68　73　76　79　81　86	
Ⓑ 救急活動一般 （制度，法令，活動総論）	3　11　17　18　24　37　38 43　44　49　57　69　71　83	95
Ⓒ 観察，処置	1　7　8　9　10　13　14 21　23　25　26　28　30　35 39　40　41　51　54　55　59 63　67　70　75　80　84　85	105
Ⓓ 内因性疾患，症候	2　5　12　21　25　28　33 36　48　53　58　61　62　65 78　80　82	87　88　91　92　96　97　102 103　115　119
Ⓔ 外因性疾患：外傷	21　42　52　56　60　72　77	89　94　101　106　107　111　112 113　116
Ⓕ 外因性疾患：外傷以外	6　14　16　31　34　46　66 74	90　93　98　99　100　104　108 109　110　114　117　118

基本問題

問題

Q1

JCS（ジャパンコーマスケール）と GCS（グラスゴーコーマスケール）について正しいのはどれか。

1．JCS では覚醒の程度によって大きく分類する。

2．GCS では意識レベルが低下するほど数字が大きくなる。

3．除脳姿勢があれば GCS による評価ができない。

4．JCS 300 に相当する GCS は 3 である。

5．GCS 5（E 1 V 1 M 3）に相当する JCS は 30 である。

解 説

A1

1. 覚醒は開眼で判断する。自発的に開眼している状態を1桁（0〜3），刺激で開眼すれば2桁（10〜30），開眼しないものを3桁（100〜300）とする。

2. GCSで意識清明は15点（満点），刺激にまったく反応しない深い昏睡は3点である。意識レベルが低下すれば数字が大きくなるJCSとは逆である。

3. GCSは開眼（E），発語（V），運動（M）の点数を足した数字で表す（図）。除脳姿勢はM＝2と評価する。

4. JCSとGCSは判定方法が別なのでスコアを対比しにくいが，JCS 300はGCS 3に相当すると考えられる。

5. E1は刺激で開眼しない状態で，JCSでは3桁に相当する。M3は除皮質姿勢を表し，JCSでは200となる。

解 答　1，4

例：目を閉じている。呼びかけても開眼せず，手を取って握手を命じても応じない。
茎状突起（×）に痛み刺激を加えると目を開けて唸り声を上げ，顔に手を持ってくる。

E2＋V2＋M5＝9

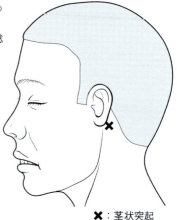

×：茎状突起

図　GCSの点数例

問題

Q2

呼吸困難に随伴する所見のうち，単独で緊急度が高いことを示すものはどれか。

1．不穏

2．肺野のラ音

3．陥没呼吸

4．チアノーゼ

5．呼気時喘鳴

解説

A-2

1. 低酸素血症の可能性があり，緊急度が高い。

2. ラ音は肺内で発生し聴診器で聴取される雑音であり，種々の原因で発生する。これだけで緊急度の高さを示すものではない。

3. 陥没呼吸は吸気時に鎖骨上窩（図），胸骨上窩，肋間などが陥没することで，気道狭窄や肺自体の重篤な病変を示す。急激に出現したものは緊急度が高い。

4. 重篤な低酸素血症または局所循環の悪化を示し，緊急度は高い。

5. 気管支喘息のような下気道の狭窄で観察される。

解答　1，(3)，4

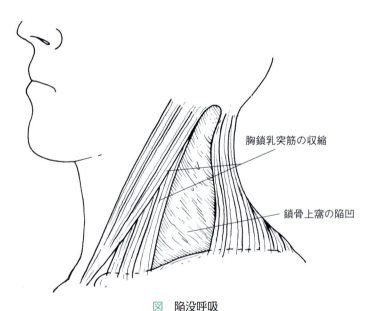

図　陥没呼吸
吸気時に鎖骨上窩が凹んでいる

問　題

Q3 救急救命士法に記載されているのはどれか。

1．処置上の過誤に対する罰則

2．国家試験の受験資格

3．名称独占

4．救急救命処置の種類

5．メディカルコントロール

6．救急救命処置を行う場所

7．再教育

解説

A 3

1. 救急救命士法の内容に違反した場合の罰則が第5章に定められるが，処置の過誤等については対象外である（処罰を受けないということではない）。

2. 第34条に第1号〜第5号に分けて記されている。

3. 救急救命士は法による名称独占資格であり（第48条），業務独占資格でもある。

4. 救急救命処置の定義は法第2条第1項に記載されているが，具体的な処置の種類は厚生労働省令で定められている。

5. メディカルコントロールという言葉は，救急救命士法の発足に伴い医師以外の医療従事者による医療行為（およびその範囲の拡大）が行われるのをきっかけに強調されるようになった。しかし救急救命士法で定められているわけではない（表）。

6. 救急自動車内または現場に限ることが第44条第2項に記載されている。

7. 資格取得後の再教育は総務省消防庁の通知に従って行われる。

解答　2, 3, 6

表　メディカルコントロールの主な種類と内容

種　類	内　容
直接的メディカルコントロール（医師との直接的な指示や通信）	指示，指導・助言体制の確立
間接的メディカルコントロール（医師との直接的通信はないが，間接的な指示・指導がある）	業務プロトコールの策定
	事後検証の実施
	再教育体制の整備

問題

Q4

神経の走行経路に関する記載で，下線を引いた箇所のうち正しいのはどれか。

錐体路とは<u>随意運動</u>（1）の伝導路で，皮質脊髄路とも呼ばれる。<u>後頭葉</u>（2）にある中枢に始まり，<u>灰白質内</u>（3）の内包を通り，<u>頸髄</u>（4）の錐体で交叉して反対側に移り，さらに脊髄の<u>側索</u>（5）を下行して<u>脊髄前角</u>（6）でニューロンを変えて脊髄神経となる。

解　説

▲4

1. 自分の意志で行う身体運動が随意運動である。その最初のニューロンは大脳皮質から起こり，脊髄を下行する皮質脊髄路を通る神経線維によって伝えられ，脊髄前角で終わる。延髄の錐体を通るため錐体路と呼ばれる。

2. 随意運動の中枢は前頭葉の最後部（頭頂葉のすぐ前）にある。

3. 白質は神経線維の集まった部分，灰白質は神経細胞体の集まった部分である。内包は神経経路の重要な部分であり，大脳白質の一部である。

4. 錐体路は延髄下部で交叉するため，一側大脳の障害で身体の反対側に運動麻痺を生じる。

5. 前角と後角に挟まれた部分の白質を側索といい，錐体路などが通る。

6. 脊髄前角から次のニューロンが始まり，末梢神経となって骨格筋で終わる。

随意運動の神経伝導路を図に示す。

解　答　1, 5, 6

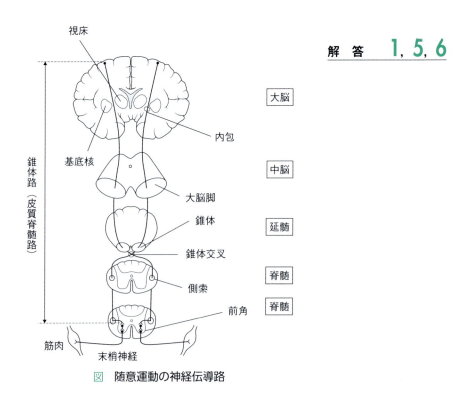

図　随意運動の神経伝導路

問題

Q5 不安定狭心症に関する記載で下線を引いた箇所のうち正しいのはどれか。

痛みは<u>左乳頭付近</u>（1）を中心とし，しだいに痛みの程度や<u>部位</u>（2）が変化し，ニトログリセリンの効果もみられない。<u>安静時</u>（3）にも胸痛発作が出るようになったものや，<u>ごく最近発症したもの</u>（4）を含む。冠動脈の<u>攣縮</u>（5）によるものであり，<u>労作性狭心症</u>（6）に移行しやすい。<u>急性心筋梗塞</u>（7）に準じた対応が必要である。

解　説

A-5

労作時（体動時）だけでなく安静時にも胸骨の裏側を中心に胸痛発作が起こり，発作の回数と持続時間もだんだん増加してくるのが不安定狭心症である．ごく最近に新規発症したものを含む．以前は効果のあったニトログリセリン（硝酸薬）の効きも悪い．冠動脈の一過性収縮（攣縮）でなく，血栓が冠動脈血流を減少させている．心筋梗塞と同じ病態であるが，早期に血流が改善して心筋梗塞への進展を免れていると考えてよい（図）．

解　答　**3, 4, 7**

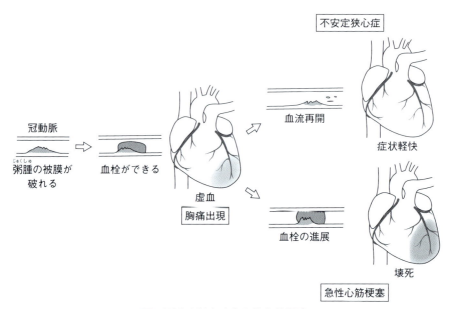

図　不安定狭心症と急性心筋梗塞

問題

Q6 7月のマラソン大会で発生した事例である。高次医療機関に搬送すべきものはどれか。

1. ゴール後，大腿の筋肉が攣って痛む。会話は可能である。

2. 腰を下ろして休憩後，起立したときに意識を失って倒れたが，すぐに回復した。

3. 意識清明であるが，頭痛，嘔気・嘔吐，めまいがして身体がだるい。

4. ゴール近くで身体がふらついてまっすぐ走れなくなった。

5. 倒れ込んだままぐったりして応答がなく，身体に触れると熱い。

6. ゴール後，意識は清明であるが，腋窩温が38.5℃ある。

解説

A6

1. 熱痙攣と呼ばれる（厳密には痙攣ではない）。局所的な原因によるもので，緊急度は低い。

2. 失神の一種である。重症熱中症との違いは，意識がすぐに完全に回復する点にある。

3. 熱疲労が疑われる。いろいろな疾患を除外する必要があるため，諸検査のできる高次医療機関への搬送が望ましい。

4. 運動失調を思わせる症状であり，熱射病（重症熱中症）の可能性がある。

5. 熱射病を疑う。緊急度はきわめて高い。

6. 激しい運動後には体温がある程度上昇する。ほかに症状がなければ特別な処置は不要である。

ある調査では，入院を要した熱中症の重症度，年齢，発生状況は図のとおりであった。

解説　3, 4, 5

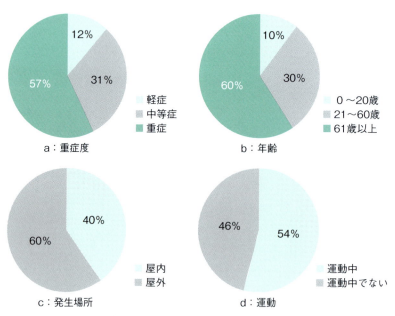

（日本救急医学会：熱中症患者即日登録調査2017. より引用・改変）
図　熱中症入院例の内訳

問題

Q7
下図は喉頭展開したときに見える眺めである。以下を記入せよ。

①喉頭蓋　②声帯ヒダ　③後部軟骨群　④梨状窩
⑤舌　⑥喉頭鏡のブレード

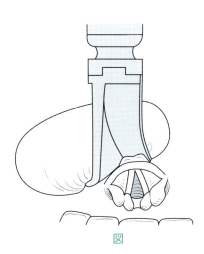

図

解説

A7

1. 喉頭蓋は喉頭展開で重要な目印となる。口腔側からは靴べらの先のように見える。

2. 声帯ヒダは声帯ともいい，声門は左右の声帯ヒダと，その隙間を合わせたものを指す。

3. 後部軟骨群は，喉頭後上部にあるいくつかの小さな軟骨を粘膜が覆った構造で，枝豆のような不規則な形をしている。喉頭展開が不十分で喉頭蓋を確認できていないときには，後部軟骨群を喉頭蓋と誤認することがある。

4. 梨状窩は喉頭の両脇にある窪みである。ここにチューブの先が入ってしまうと梨状窩の底でつかえ，無理に押し込むと粘膜を損傷する。

5. 舌は視野の邪魔にならないようにブレードで左に圧排する。

6. マッキントッシュ型喉頭鏡は，手で持つハンドルと，口腔内に挿入するブレードからなる。

解答　図に示す

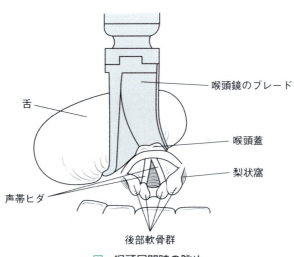

図　喉頭展開時の眺め
わかりやすいように，喉頭を大きめに描いてある

Q8 救急救命士の行う除細動について，（　）内に適切なものを選べ。

除細動に用いる機種としては通常（　1　）を用いる。現行の機種では電流に（　2　）が用いられ，エネルギーは（　3　）ジュール前後に設定されている。救急救命処置ではエネルギーのレベルを（　4　）。通電により心筋の無秩序な電気的活動がいったん停止し，続いて生じた（　5　）からの興奮が刺激伝導系を通って心臓全体に広がり，秩序立った心臓の収縮が再開する。

1．① 半自動式除細動器　　② 手動式除細動器　　③ AED

2．① 単相性波形　　② 二相性波形　　③ 交流60Hz

3．① 50　　② 150　　③ 500

4．① プロトコールに従い漸増する　　② 医師の具体的指示で設定する
　　③ あらかじめ器械に設定された値とする

5．① 洞結節　　② 房室結節　　③ 心室

解説

A8

解答　1 ①, 2 ②, 3 ②, 4 ③, 5 ①

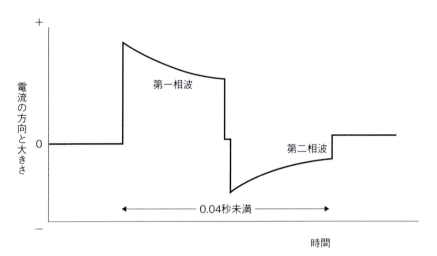

図　二相性波形の例
除細動器電流の二相性波形を示す
2枚のパッドの間を短時間で順方向と逆方向に1回ずつ電流を生じる

Q9 声門上気道デバイスについて正しいのはどれか。

1．医師の具体的指示下に使用する。

2．心停止かつ呼吸停止の場合にのみ用いる。

3．すべて食道閉鎖式である。

4．胃内容の気道への逆流を防ぐ。

5．挿入時に喉頭鏡が必要である。

6．先端は喉頭内に入る。

解説

A-9

1. 救急救命士制度発足当時からの特定行為である。

2. 心停止か呼吸停止か，少なくともどちらか一方があれば対象となり得る。これに対し，気管挿管は心停止かつ呼吸停止の傷病者に行う。

3. 食道閉鎖式ではないラリンゲアルマスクタイプもある（図）。

4. 逆流した胃内容が気道に流れ込むのを防ぐ力はあまりない。この点では気管挿管のほうが有効である。

5. どのタイプでも喉頭鏡などの補助器具なしに挿入できる。

6. いずれのタイプでも，先端が喉頭内にある声門を越えることはない。声門上気道デバイスといわれるゆえんである。

解答　1

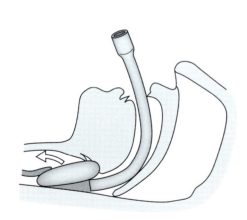 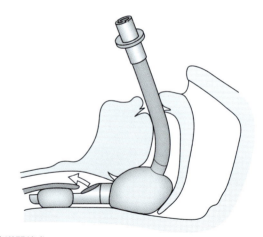

a：ラリンゲアルマスクタイプ
　　ラリンゲルマスク®，i-gel®

b：食道閉鎖式
　　ラリンゲルチューブ®，コンビチューブ®，スミウェイWB®

図　声門上気道デバイス

問題

Q10 アドレナリンの静脈内投与で正しいのはどれか。

1. 呼吸停止のみの傷病者は対象外である。

2. プレフィルドシリンジを用いる。

3. 投与量は体重に応じて増減する。

4. 静脈路確保が困難な場合は肘正中皮静脈に直接注射する。

5. 投与ごとに具体的指示が必要である。

解説

10

1. 心停止が対象となり，呼吸停止の有無は問わない。

2. プレフィルドシリンジを用いると，容器から注射器に移し替える方法に比べ，手間と清潔の面で優れ，投与量の間違いも起こりにくい（図）。

3. 8歳以上の傷病者に対して，すべて1 mg（0.1％製剤で1 mL）を投与する。体重当たりの投与量が不ぞろいとなる欠点はあるが，間違いは生じにくい。

4. 確実に静脈内に投与する必要があり，また投与後に乳酸リンゲル液で"押す"ためにも，静脈路を確保して投与する。

5. アドレナリンの静脈内投与は特定行為であり，その都度の具体的指示が必要である。

解答　1, 2, 5

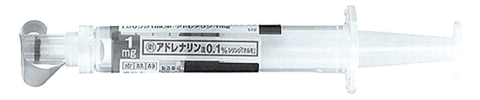

図　プレフィルドシリンジの例
〔アドレナリン注0.1％シリンジ「テルモ」（画像提供：テルモ株式会社）〕
あらかじめ定量の薬液が充填されており，シリンジ先端のシールを外せば直ちに使用できる

問 題

Q11 事後検証票について正しいのはどれか。

1．救急救命士法に記載が義務づけられている。

2．救急救命処置録と共通する部分がある。

3．記載の対象となる事例は全国共通で定められている。

4．心肺蘇生関連の記録はウツタイン様式に準じる。

5．一次検証と二次検証とで別の事後検証票を用いる。

解説

▲11

1. 救急救命士法で記載義務が定められるのは救急救命処置録である。

2. 救急救命処置録や救急活動記録票と複写式になっていることもある。ただし事後検証に不要な個人情報等は省かれることがある。

3. 特定行為を行った事例を中心に，地域メディカルコントロール協議会ごとに決定する。

4. ウツタイン様式に基づいたデータを収集できるようになっている。

5. 事後検証を一次，二次などに分けて行う地域もある。一次検証ではプロトコールとの整合性や救急隊としての活動の面からの，二次検証では主に医学的観点からの検証が，同じ事後検証票を用いて行われる。

事後検証の目的を図に示す。

解答　2, 4

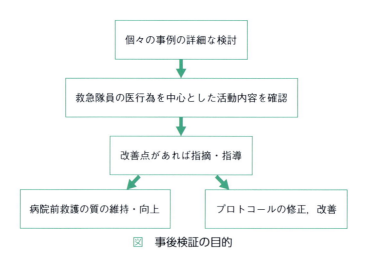

図　事後検証の目的

Q12 急性冠症候群について正しいのはどれか。

1. 急性心筋梗塞は含めない。

2. 心筋虚血を原因とする。

3. 胸痛は数分程度で軽快する。

4. 突然死の原因として多い。

5. モニター心電図で確実に判断できる。

6. 致死性不整脈をきたしやすい。

解説

▲12

1．急性心筋梗塞，不安定狭心症，心臓突然死を合わせて急性冠症候群という。発症機序や対応に共通するところが多いため，一括して呼称するものである。

2．いずれも冠動脈の血栓による心筋虚血をきたす。

3．安定狭心症の胸痛が数分程度で軽快するのに比べて，急性冠症候群の胸痛は長く続く。急性心筋梗塞では30分を超える。

4．初発で心停止をきたすことも多く，わが国の院外心停止の原因で最多と考えられる。

5．ST上昇などの特徴的な所見によりモニター心電図で容易に判断できるものから，モニター心電図だけでは判断が難しいものまで，さまざまである。症状と併せて判断することが重要である。

6．発症後早期には心室細動，完全房室ブロックなどの致死性不整脈（図）が現れやすい。

解答　2, 4, 6

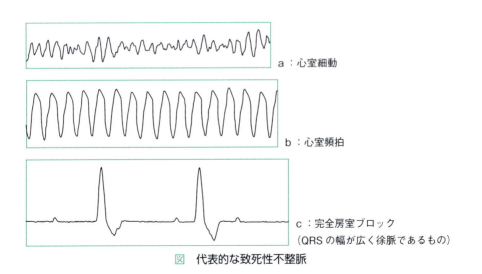

図　代表的な致死性不整脈

問題

Q13 気管挿管の手技で正しいのはどれか。

1．肩の下に枕を入れて頭部を後屈する。

2．喉頭鏡は右手に持つ。

3．舌をブレードの右側に垂らせない。

4．ブレード先端を後部軟骨群のすぐ前に進める。

5．ブレードに乗せた舌をハンドルの長軸方向に持ち上げる。

6．カフが声門を通過した後，気管チューブをさらに5〜6cm進める。

解 説

▲13

1. 枕を頭（肩ではない）の下に置き頭部を後屈したスニッフィングポジションで，口から喉頭上部までを一直線に近づける（図）。枕の高さは9cmが最適とする研究がある。

2. 通常のマッキントッシュ型喉頭鏡のブレードは，左手で持って使う構造になっている。左利きの人には，左利き用（右手用）のブレードがある。

3. ブレードの右に舌が垂れると視野が妨げられる。

4. 舌根部と喉頭蓋の間の深いくぼみ（喉頭蓋谷）にブレード先端を進める。後部軟骨群を喉頭蓋と誤認すると，食道に挿管してしまう（p. 80図参照）。

5. 上顎の切歯を支点にして梃子のように持ち上げないようにする。

6. 2cm程度が適当である。1つの目安としてカフ手前の線を声門に合わせる。挿入の途中で視野が失われて盲目的にチューブを押し込むと深くなりやすい。

解答　3, 5

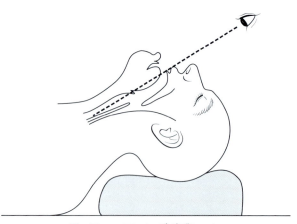

図　スニッフィングポジション
十分な高さの枕で頸椎を前屈し，頭部後屈により第1頸椎と後頭骨間を伸展させる。これにより口から喉頭の入口までが一直線に近づく

Q14

異物で窒息した傷病者に気管挿管を行ったところ，呼吸音が左肺のみに聴取された。もっとも妥当な解釈はどれか。

1．気管チューブとバッグの接続部に漏れがある。

2．右主気管支内に異物がある。

3．左主気管支内に異物がある。

4．気管チューブの先端が右主気管支に入っている。

5．気管チューブの先端が左主気管支に入っている。

解説

A14

1. 接続部に漏れがあると，呼吸音は左右とも弱くなる。

2. 気管チューブによって異物が右主気管支に押し込まれると，右肺の換気が失われて設問の所見を呈する（図）。

3. この場合は右肺のみに呼吸音が聴取される。

4. 成人の片側挿管の大部分は右側に生じ，その場合は右肺のみに呼吸音を聴取する。

5. 左主気管支に挿管すれば設問どおりの所見となるが，成人では大部分が右に入る。

解答 **2**

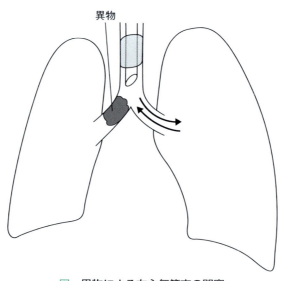

図 異物による右主気管支の閉塞

問題

Q15 上気道各部を描いた下図の1～9に示す構造の名称を選べ。

① 咽頭　② 甲状軟骨　③ 声帯ヒダ　④ 舌骨　⑤ 喉頭蓋
⑥ 鼻腔　⑦ 口蓋垂　⑧ 硬口蓋　⑨ 喉頭

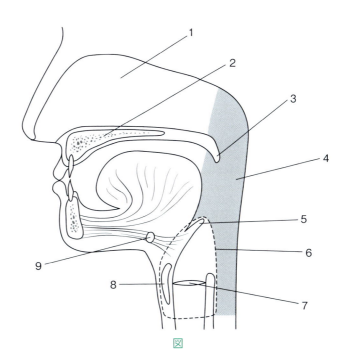

図

解説

▲15

1. 鼻腔：外鼻孔（鼻の孔）の奥のスペース。上下と前後に広く左右に狭い。

2. 硬口蓋：口腔と鼻腔の区切りである口蓋の前部で，骨のある部分。

3. 口蓋垂：口蓋後部（軟口蓋）の後端正中にある。いわゆる"のどちんこ"。

4. 咽頭：鼻の奥，口の奥，喉頭の後ろに相当する部分。

5. 喉頭蓋：喉頭の入口にある靴べら状の構造。喉頭展開の際に目印となる。

6. 喉頭：気管の入口を守る箱状の構造。

7. 声帯ヒダ：喉頭の中にある。声帯ともいう。

8. 甲状軟骨：のど仏の軟骨。喉頭軟骨の中で最大である。

9. 舌骨：顎と頸の境界にあるU字型の骨で，オトガイや喉頭蓋とつながる。

解答 1 ⑥，2 ⑧，3 ⑦，4 ①，5 ⑤，6 ⑨，7 ③，8 ②，9 ④

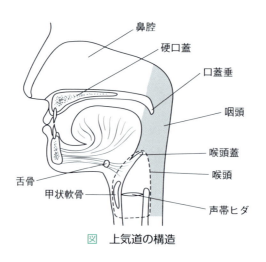

図 上気道の構造

Q16 塩酸を嚥下した傷病者に対する処置で正しいのはどれか。

1. 咽頭を刺激して嘔吐させる。

2. 口腔・咽頭をよく吸引する。

3. 牛乳を飲用させる。

4. 水酸化ナトリウムの服用で中和する。

5. 左側臥位で搬送する。

解説

A16

塩酸，硝酸，硫酸などの強酸，水酸化ナトリウムなどの強アルカリは腐食性が強く，嚥下すると重篤な傷害をきたしやすい。処置は腐食性物質に概ね共通である。

1. 嘔吐させること（催吐）は，その効果が不確かであるだけでなく，食道を再び腐食性物質に曝すことになり，誤嚥や穿孔の危険も増加させる。

2. 嘔吐を誘発するおそれがあるため，行わない。

3. 塩酸の嚥下直後であり，牛乳が安全に飲用できる状態であれば実施することがある。直接的メディカルコントロール（医師の指導・助言）のもとに行う。

4. 水酸化ナトリウム自体が強い腐食性を有し，傷害を悪化させる。一般に化学損傷に対する中和剤の使用は行わない。

5. 酸は吸収されて全身的な影響を及ぼす。幽門の位置を高くして，胃から腸への排出を遅らせるために，左側臥位をとることが勧められている（図）。

解　答　(3), 5

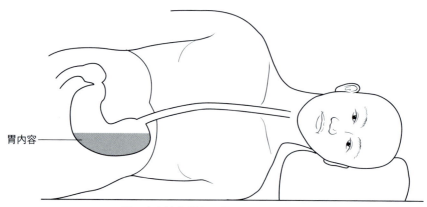

図　腐食性物質を誤飲したときの体位
左側臥位にして十二指腸への移動を遅らせる

問題

Q17 不搬送が妥当と考えられる例はどれか。

1. 胃癌の末期。苦しそうなので家族が救急要請したが，本人は搬送の説得に応じない。

2. 転倒して頭部に挫創を負った。本人も関係者も酩酊し搬送を拒否している。

3. 自宅介護中の認知症高齢者。呼吸が止まったので家族が救急要請した。認知症になる前は延命処置を拒否していたというが，書面はない。

4. 酩酊状態で顔から出血して道に倒れていた。本人が搬送を拒否したため不搬送同意書に署名してもらった。

5. 鉄道自殺企図例。両大腿轢断で心肺停止状態である。

6. 数時間前に行方不明となっていたが，屋根から落ちた雪の下に心肺停止状態で発見された。皮膚の冷感が著しい。

解説

▲17

不搬送の適応は，明らかに死亡しているとき，および本人が搬送を拒否しているときであるが，ケースごとに慎重に検討する必要がある。

1. 正常な判断力のある傷病者本人が搬送を拒否したときは，無理に搬送できないが慎重な判断を要する。
2. 本人も関係者も正常な判断力を欠くため，可能なかぎり搬送するように努める。
3. 終末期にある傷病者では，一定の条件を満たせば蘇生を行わず不搬送とするのが妥当と思われる（日本臨床救急医学会提言，図）。本例では書面による確認ができず，家人の希望や主治医の指示も不明である。
4. 正常な判断力がないため極力搬送すべきである。不搬送同意書は後のトラブル発生を防止するものではない。
5. 明らかな死亡とは，頭部離断，体幹の離断，腐敗，明確な死体現象などを指し，これにはあたらない。
6. 不搬送の理由にならない。処置，搬送が必要である。

解 答　(1)

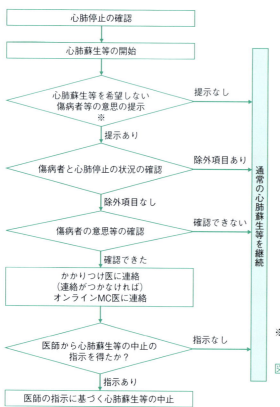

※意思の確認は原則として書面による
（日本臨床救急医学会，2017より）

図　人生の最終段階にある傷病者の意思に沿った救急現場での心肺蘇生等のあり方に関する提言

Q18 大規模災害時の救急救命士の活動について正しいのはどれか。

1．日本 DMAT の一員として派遣される。

2．通信途絶時には具体的指示なしに特定行為を実施できる。

3．事後検証の対象からは除外される。

4．緊急消防援助隊にボランティアとして参加する。

5．医療機関内で医師の指示下に救急救命処置が認められる。

解説

▲18

1. 日本DMAT（災害派遣医療チーム）の活動目的は発災後早期の救命救急医療であり，通常は医師，看護師，業務調整員（事務職員）で構成される。

2. 2016（平成28）年の熊本地震をきっかけに論議された結果，通信途絶の状況に限り，医師の具体的指示なしに特定行為を実施できることになった。

3. とくに2の状況で行われた特定行為については，事後検証の実施が求められている。

4. 緊急消防援助隊は，全国規模の消防機関の相互援助体制である。消防庁長官が部隊を登録し，都道府県知事の要請等により出動する。

5. 検討項目として提議されたことはあるが，現時点では認められていない。

大規模災害時の救急救命士の活動について図に示す。

解答 2

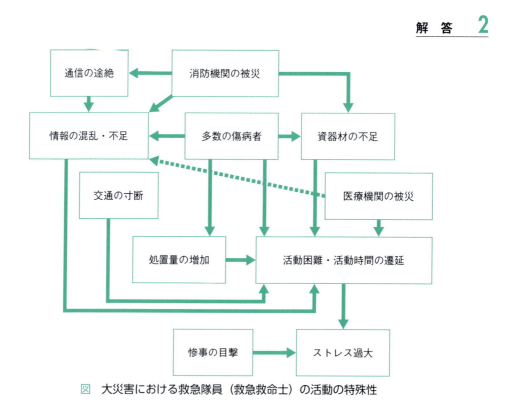

図　大災害における救急隊員（救急救命士）の活動の特殊性

Q19 心臓の構造について正しいのはどれか。

1. 4つの弁がある。

2. 右心室と左心室の間には交通がある。

3. 冠状動脈は大動脈の最初の枝である。

4. 大動脈は左心室から出る。

5. 大静脈は左心房につながる。

解説

▲19

1. 心臓の弁は①三尖弁, ②肺動脈弁, ③僧帽弁, ④大動脈弁の4つである。右心系の弁は①②, 左心系の弁は③④, 心房と心室の間にある房室弁は①③, 心室と動脈の間にある動脈弁（半月弁）は②④である。

2. 左右の心室の間は分厚い心筋（心室中隔）で遮断され, 全身から戻ってきた血液と, これから全身に送られる血液が混じらないようになっている。

3. 心臓に血液を送る冠動脈（冠状動脈ともいう）は, 大動脈が心臓を離れる直前に出す最初の枝である。内径3～4mm程度と細いが, きわめて重要な動脈である。

4. 大動脈は左心室から, 肺動脈は右心室から出る。

5. 上大静脈は上半身, 下大静脈は下半身の静脈血を集め, ともに右心房に流入する。

心臓の正面図を図に示す。

解　答　1, 3, 4

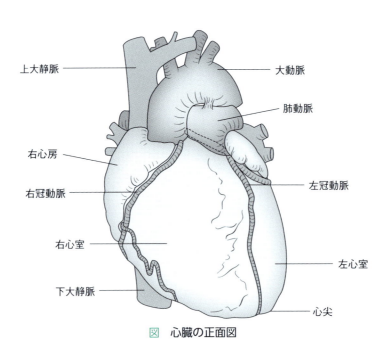

図　心臓の正面図

問題

Q 20 下図は開いた口の輪郭である。口の中に見える構造を描き，以下を矢印で記入せよ。

① 口角　　② 上口唇　　③ 下口唇　　④ 歯肉　　⑤ 舌
⑥ 口蓋扁桃　　⑦ 軟口蓋　　⑧ 口蓋垂　　⑨ 咽頭後壁

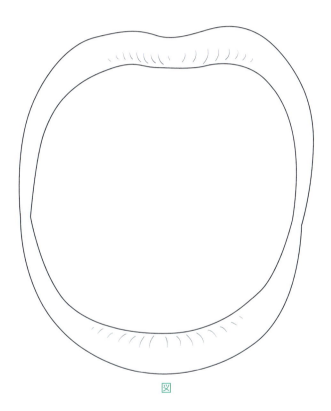

図

解説

▲ 20

気道確保，口腔内の吸引，異物の確認と除去などに際して必要な「開口時の眺め」は正確に把握すべきである。

5．舌は意外に大きく，気道閉塞の原因や気道確保の障害になることも多い。

6．口蓋扁桃（こうがいへんとう）はいわゆる扁桃腺である。成人では目立たないが，小児では生理的に肥大している。

7．軟口蓋は運動により口腔と鼻腔を遮断し，嚥下（えんげ），発声などにかかわる。

9．咽頭後壁（いんとうこうへき）は鼻腔，口腔の"突き当たり"であり，舌根沈下の際に舌根部がここに接触して気道を塞ぐ。正中ではすぐ後ろに頸椎がある。

解答　図に示す

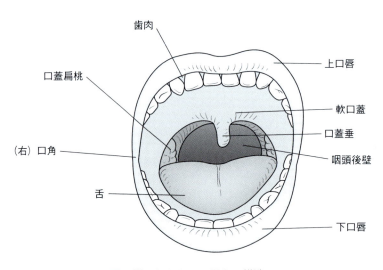

図　開口したときに見える構造

問　題

Q21 外見の観察所見と，その原因の組み合わせで正しいのはどれか。

1．腰と膝を曲げた側臥位 ····· うっ血性心不全

2．起坐位 ·················· 気管支喘息発作

3．顔面蒼白 ················ 出血性ショック

4．冷汗 ···················· 脊髄損傷

5．脚長差 ·················· 脊椎骨折

6．チアノーゼ ·············· 貧血

7．失禁 ···················· 意識消失

解説

A-21

1. 腹痛の傷病者でよくみられる体位である。腰痛でも患部の圧迫が除かれ痛みが軽減する。うっ血性心不全では，肺うっ血による呼吸困難を軽減させるために起坐位をとることが多い。

2. 中等度以上の喘息発作では横臥が困難になり，自発的に起坐位をとる。

3. 出血性ショックでは交感神経系が緊張して皮膚の血管が収縮し，顔面蒼白となる。

4. 脊髄損傷では広範囲にわたって交感神経系が遮断されるため，皮膚は乾燥して温かくなる。冷汗は逆に交感神経系緊張の結果である。

5. 左右の下肢の長さが違う状態を指し，下肢の骨折や脱臼などで認められる（図）。

6. 貧血があるとデオキシヘモグロビンの量が少ないため，チアノーゼが出にくい。

7. 尿失禁，便失禁ともに意識が失われた際にみられる。また腹部が圧迫されて腹圧が上昇したときにもみられる。

解　答　**2, 3, 7**

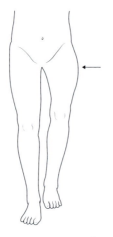 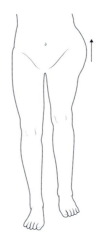

a：大腿部変形による脚長差
　（大腿の変形・短縮）

b：垂直剪断型骨盤骨折による
　見かけ上の脚長差
　（骨盤半側の頭側へのずれ）

図　脚長差のみられる例

問題

Q22
体表面の目印となる骨の突起等を下図に記した。1〜9の名称を以下から選べ。

① 外後頭隆起　② 剣状突起　③ 外果　④ 肘頭　⑤ 茎状突起
⑥ 恥骨結合　⑦ 乳様突起　⑧ 大転子　⑨ 内果　⑩ 肩峰
⑪ 烏口突起　⑫ 上前腸骨棘　⑬ 腸骨稜

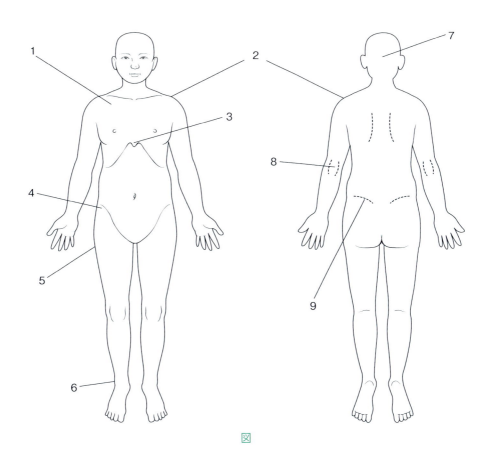

図

解説

A 22

1. 烏口突起：鎖骨外側端近くの尾側（下）にある骨の突起。

2. 肩峰：肩甲骨が外側で盛り上がった部分。鎖骨との関節がある。

3. 剣状突起：胸骨の下部でひし形をした軟骨。

4. 上前腸骨棘：腸骨稜の前端。

5. 大転子：大腿骨の一部で，腰がもっとも張り出した箇所。高齢者の転倒で骨折が多い。

6. 外果：足の外くるぶし。内側にあるのは内果。ともに骨折しやすい。

7. 外後頭隆起：後頭骨正中にある骨の隆起。

8. 肘頭：尺骨の近位端で肘を曲げたときに突出する部分。

9. 腸骨稜：腸骨の上端。背面では腰部と殿部の境界となる。

解　答　1 ⑪, 2 ⑩, 3 ②, 4 ⑫, 5 ⑧, 6 ③, 7 ①, 8 ④, 9 ⑬

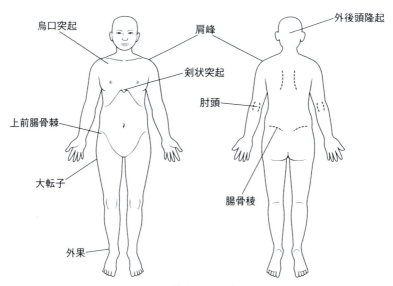

図　体表面の目印

Q23

気管チューブの位置について述べた文である。（　　）内に適切なものを選べ。

気管挿管で気管チューブの先端が声門を通過した後，適切な位置に到達する前に目を離すと，チューブは（　1　）ことが多い。チューブの適正な深さは，成人男性では切歯の部分で約（　2　）cm であり，女性では2cm短い。片側挿管（片肺挿管）は（　3　）で判断する。気管チューブの位置は（　4　）の際に大きくずれることがある。

1．① 浅くなる　　② 深くなる　　③ 食道に入る

2．① 19　　② 22　　③ 25

3．① 呼吸音の聴診　　② $ETCO_2$ 値　　③ 食道挿管検出器（エアウエイチェッカー®）

4．① 人工呼吸　　② 胸骨圧迫　　③ 頸部の屈伸

解説

A 23

1. 盲目的に押し込む結果，深すぎる挿管となる。多くの片側挿管の原因となる。すでに声門を通過しているので，食道に入るおそれは少ない。

3. 片側挿管では呼吸音の左右差を認める。③食道挿管検出器は片側挿管時にも再膨張する。

4. ②胸骨圧迫でも数mm程度動くとされるが，③頸部の屈伸では数cmも動くことがあり，頸部を強く屈曲するとチューブが気管から抜けるおそれがある（図）。これは気管チューブを固定していても生じる。

解　答　1 ②，2 ②，3 ①，4 ③

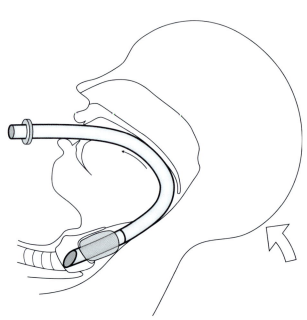

図　頸部の屈伸による気管チューブの移動
頸部の前屈により，気管チューブが抜けかかっている

問題

Q24 救急救命士の特定行為について正しいのはどれか。

1．すべて救急救命処置に含まれる。

2．救急救命士制度発足時からその範囲に変化がない。

3．実施に際して医師の許可が必要である。

4．医師不在の場合は歯科医師が医師に代わることができる。

5．一部は包括的指示下に実施される。

解説

▲24

1. 救急救命処置のなかでも，高度の判断と技術を必要とし，侵襲性のあるものが特定行為である．

2. 救急救命士制度発足時には，除細動，器具を用いた気道確保，静脈路確保のための輸液の3つが特定行為であった．その後気管挿管（器具を用いた気道確保に含める），心停止に対するアドレナリンの静脈内投与，ショックに対する輸液，ブドウ糖溶液の投与が追加され，除細動は特定行為から外れた．

3. 医師の許可ではなく指示である．誤解の多いところである．

4. 歯科医師は医師とは別の資格であり，特定行為の指示を出すことはない．

5. 特定行為はすべて実施に際して医師の具体的指示を必要とする（図）．

解 答　1

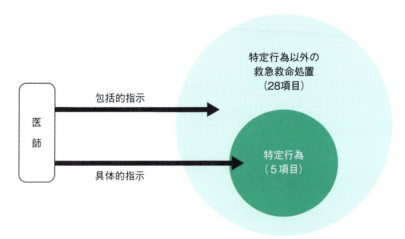

図　救急救命士による救急救命処置
すべての救急救命処置は医師の指示下（包括的もしくは具体的）に行われる

問題

Q25 呼吸の異常と，その原因の組み合わせで正しいのはどれか。

1．浅表性呼吸 ……………………… 糖尿病ケトアシドーシス

2．チェーン・ストークス呼吸 …… うっ血性心不全

3．失調性呼吸 ……………………… 脳幹障害

4．奇異呼吸 ………………………… 心タンポナーデ

5．過換気 …………………………… 睡眠薬中毒

解説

▲25

1. 浅表性呼吸（浅く速い呼吸）はショック，呼吸不全，種々の肺疾患などで観察される。糖尿病ケトアシドーシスでは，規則的な深い呼吸が続く。

2. チェーン・ストークス呼吸（図）は無呼吸と過換気を周期的に繰り返すもので，脳障害やうっ血性心不全でみられる。

3. 失調性呼吸は呼吸の数，速さ，リズムがまったく不規則な状態で，脳幹の呼吸中枢の障害による。

4. 奇異呼吸は換気に際して胸郭の一部が他の部分と逆方向に動く状態であり，フレイルチェストともいう。心タンポナーデでみられるのは奇脈（脈の異常）である。

5. 睡眠薬の大量服用時には，逆に呼吸抑制がみられる。

解答　**2, 3**

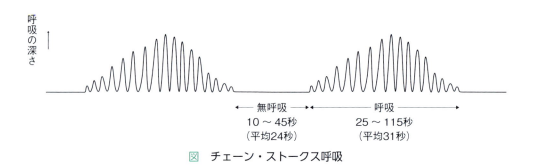

図　チェーン・ストークス呼吸

問題

Q26　人工呼吸を要するのはどれか。1つ選べ。

1．シーソー呼吸

2．陥没呼吸

3．気管牽引

4．死戦期呼吸

5．腹式呼吸

解説

▲ 26

1. 吸気努力では肋間筋よりも横隔膜が強く収縮するため，上腹部が膨らみ胸部は下がる。横隔膜の弛緩で逆に動く。

2. 吸気が困難なときに気道内に大きな陰圧が生じ，骨性胸郭以外の部分（胸骨上窩，鎖骨上窩，肋間）が陰圧に引き込まれて凹む。

3. 吸気努力により気管が下（足の方）に引っ張られて，喉頭隆起の上下運動として観察される状態である（図）。

    1～3は上気道閉塞，下気道閉塞（喘息など），肺の疾患（肺が硬くなった状態）などで観察される。

4. 心停止の直後，CPR中などにみられる下顎呼吸，あえぎ呼吸などの総称。わずかな換気はあるがまったく不十分である。

5. 下部頸髄損傷では胸郭運動がなく，横隔膜の運動により上腹部のみが上下し，いわゆる腹式呼吸となる。

解答　**4**

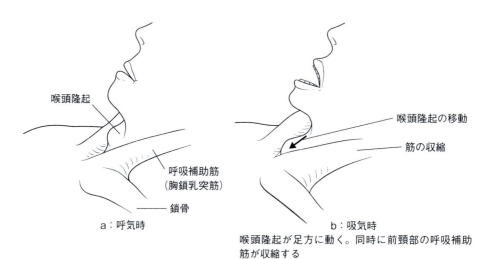

a：呼気時

b：吸気時
喉頭隆起が足方に動く。同時に前頸部の呼吸補助筋が収縮する

図　気管牽引

問 題

Q27 臓器の位置を体表に投影した場合，下図1～5で正しい位置にあるものはどれか。

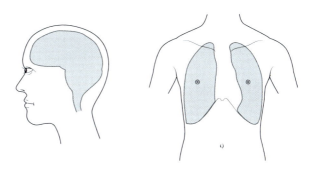

1．脳　　　　　2．肺

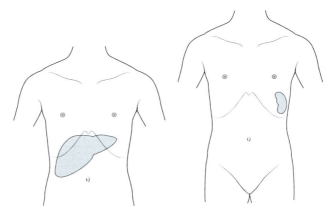

3．肝臓　　　　4．脾臓

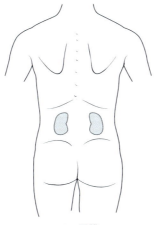

5．腎臓

図

解説

27

1．前頭部では概ね眉よりも上を脳が占めている。顔の後方はかなり奥まで鼻腔，口腔等がある。

2．肺の上端（肺尖）は鎖骨よりも上にある。下端は横隔膜に接し，前下端は肋骨弓付近，後下端は下位肋骨付近にある。

3．肝臓は横隔膜の下に接し，大部分が肋骨弓に隠れている。左葉の一部は剣状突起の下に位置するため（図a），胸骨圧迫や腹部突き上げでは剣状突起の圧迫を避ける。

4．脾臓は胃の左背側に接し，左横隔膜の直下に位置する。正常な大きさの脾臓は肋骨弓に完全に隠れる。

5．腎臓の大部分は下位肋骨に隠れるが，下端は一部はみ出す。右の腎臓は肝臓のために左よりやや下に位置する（図b）。

解答 1, 2, 4

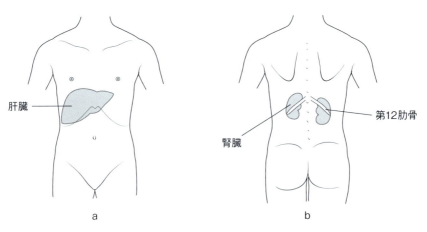

図　肝臓と腎臓の位置

問題

Q28 呼吸音の異常について，（　）内に適切なものを下記から選べ。

呼吸に際して生じる異常音は，聴診器がなくても聴こえる（　1　）と，聴診器で聴取される（　2　）に大別される。1には，上気道狭窄で聴こえる（　3　）と，下気道狭窄時に聴取される（　4　）がある。2は，肺炎，喘息，肺水腫など種々の疾患で聴取される。（　5　），血胸，胸水貯留，大きな無気肺などでは，一側肺の呼吸音が（　6　）する。

① 軋轢音　　② 増強　　③ 気胸　　④ 吸気性喘鳴（ぜんめい）　　⑤ 喘鳴
⑥ 減弱または消失　　⑦ ラ音（ラッセル音）　　⑧ 呼気性喘鳴　　⑨ 延長
⑩ 食道挿管

解説

A 28

呼吸状態を観察する手段として聴診器を用いることがある。主に呼吸音とラ音を調べる。呼吸音の減弱や消失は重要な所見となる。

仰臥位における呼吸音の聴取部位を示す（図）。

解 答　1 ⑤, 2 ⑦, 3 ④, 4 ⑧, 5 ③, 6 ⑥

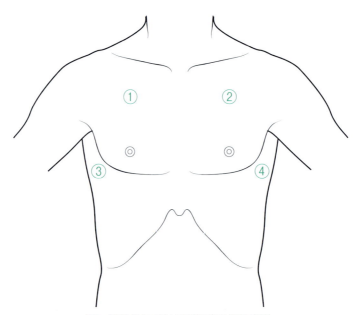

図　仰臥位における呼吸音の聴取部位
①②：前胸部, ③④：腋窩部（横隔膜よりも十分に頭側で）
左右を比べるために, ①→②→③→④の順に観察する

問題

Q29
神経系の構造について述べた文である。（　　）内に入る適当なものを下記から選べ。

神経系は中枢神経系と（　1　）神経系に大別される。中枢神経系は脳と（　2　）に，さらに脳は（　3　），（　4　），（　5　），（　6　）の各部に分けることができる。このうち運動の命令，感覚の認識，言語理解など高度な機能を担当するのは（　3　），感覚の中継，自律神経の中枢などを担うのは（　4　），呼吸や循環など生命に直結する機能を担うのは（　5　），素早く円滑な運動の制御を行うのは（　6　）である。中枢神経系はまた，神経細胞の集合した（　7　）と，神経線維の集合した（　8　）に分けることもできる。

① 自律　　② 脊椎　　③ 白質　　④ 間脳　　⑤ 脊髄　　⑥ 脳幹
⑦ 末梢　　⑧ 大脳　　⑨ 灰白質　⑩ 小脳　　⑪ 脳　　　⑫ 黒質

解説

A 29

中枢神経系の模式図を示す（図）。

解答 1 ⑦, 2 ⑤, 3 ⑧, 4 ④, 5 ⑥, 6 ⑩, 7 ⑨, 8 ③

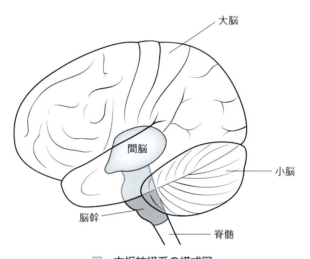

図　中枢神経系の模式図
間脳の大部分と脳幹の上部は大脳に覆われている

問題

Q30 体表面から拍動を触知できる動脈はどれか。

1. 上腕動脈
2. 腕頭動脈
3. 総頸動脈
4. 総腸骨動脈
5. 大腿動脈
6. 足背動脈
7. 後脛骨動脈

解説

A30

1. 上腕動脈は血圧測定や脈拍の観察に用いる。

2. 腕頭動脈は胸大動脈最大の枝であり，右総頸動脈と右鎖骨下動脈に分かれる。胸郭内にあり，触れることはできない。

3. 総頸動脈は気管・喉頭の外側に触れる。脈拍の確認にもっとも重要な動脈である。

4. 総腸骨動脈は骨盤腔深く内臓の後ろにあって触知できない。

5. 大腿動脈は鼠径部中央に触れる。

6. 足背動脈の拍動は下肢の血行を判断する際に観察する。

7. 後脛骨動脈は内果（足の内くるぶし）の後下方に触れる。

脈拍の観察に有用な動脈を図に示す。

解答　1, 3, 5, 6, 7

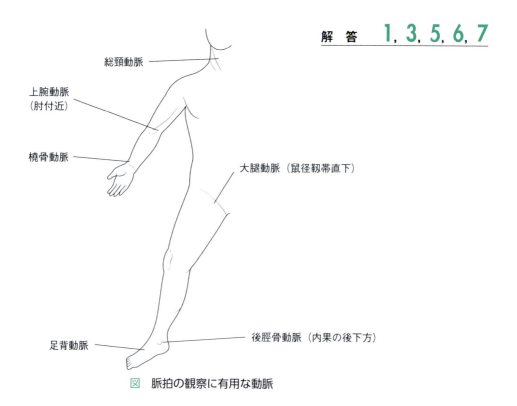

図　脈拍の観察に有用な動脈

問題

Q31

気道熱傷（気道損傷）について述べた文である。（　）内に入る適切な文言を選べ。

気道熱傷は，屋内火災での受傷で（　1　）のほか，（　2　），口腔内の煤，咽頭痛，（　3　）などの随伴症状からも疑われる。処置は，気道に関して（　4　），酸素投与は（　5　）。

1．①ショック状態　　②意識障害　③呼気臭

2．①顔面チアノーゼ　　②結膜の溢血点　　③鼻毛の焼失

3．①嗄声　　②片側呼吸音の減弱　　③血性泡沫状痰

4．①用手的気道確保を基本とし　　②頭の下に高い枕を置き
　　③経鼻エアウエイを挿入し

5．①鼻カニューレで行う　　② SpO_2 値を指標に行う
　　③リザーバ付きマスクで高流量とする

解説

▲31

1. 一酸化炭素などの有毒ガスを吸い込んで意識障害をきたしやすい。

2. 高温気体の吸入により鼻毛が焦げる（図）。

3. 声帯の浮腫により嗄声（させい）を生じる。

4. 気道粘膜の浮腫により喉頭（こうとう）付近に狭窄をきたすことがある。経鼻エアウエイの先端は咽頭にあり、狭窄部に届かない。

5. 気道狭窄や肺実質の傷害に対して、高流量（高濃度）酸素を投与する。一酸化炭素中毒があれば SpO_2 値は信頼できない。

解 答　1 ②，2 ③，3 ①，4 ①，5 ③

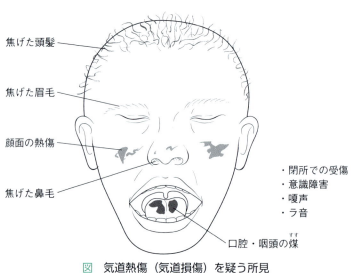

図　気道熱傷（気道損傷）を疑う所見

問題

Q32 心臓の位置について正しいものを選べ。

1．横隔膜の上に乗る。

2．上端は胸骨上窩の高さにある。

3．縦隔の前方に位置する。

4．中心は左乳頭付近にある。

5．すぐ下に肝臓がある。

解説

▲32

心臓の位置を図に示す。

1．心臓を包む袋状の構造（心嚢）は横隔膜と結合している。

2．心臓の上端は前胸壁で第3肋骨付近であり，それよりも上（頭側）には大動脈，肺動脈，上大静脈などの大血管がある。

3．前後でみれば前（腹側）寄りに位置し，胸骨のすぐ裏の，前から見て比較的浅い位置にある。背側（後ろ）には脊柱，大血管，食道などがある。

4．心臓の2/3は正中よりも左，1/3は正中よりも右にあるが，大まかには胸部の真ん中にあると考えてよい。心臓の左端（心尖）は左乳頭のやや内側，第5肋間にある。

5．心臓と肝臓の間にあるのは，厚さ数mmの横隔膜のみである。

解　答　1, 3, 5

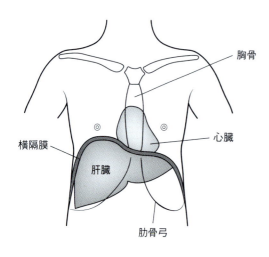

a：正面図

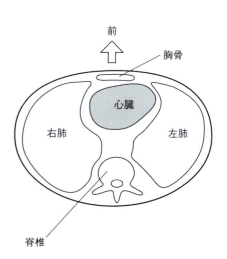

b：水平断（下から見たところ）

図　心臓の位置

問題

Q33 興奮状態の傷病者への対応で正しいのはどれか。

1．最初に警察官の出動を要請する。

2．部屋のなるべく奥に立つ。

3．ほほ笑みを浮かべずに話しかける。

4．傷病者にできるだけ近づいて対応する。

5．毅然として大きな声で話す。

解説

▲33

1. 警察官の出動要請には，自傷他害のおそれがある等の理由が必要である．
例として，神戸市における警察官出動要請の基準を表に示す．

2. 部屋の入口側に立ち，万が一の場合の脱出経路を確保する．

3. 親しみを示そうとしてほほ笑むと，ばかにしているとの印象を与えるおそれがある．

4. いきなり殴りかかられても手の届かない距離を保つ．

5. 火に油を注ぐことになりかねない．落ち着いた声と真面目な態度で接する．

解答　3

表　警察官出動要請の基準（例）

（1）	犯罪の疑いがあると認められる場合
（2）	交通事故の場合
（3）	労災事故の場合
（4）	精神障害により自傷又は他害の恐れがある場合
（5）	明らかに死亡している場合
（6）	前各号に掲げるもののほか，隊長が，現場の状況から必要と判断した場合

（神戸市「救急業務規程」，2007）

問題

Q34 高次医療機関に搬送すべき中毒例はどれか。

1．総合感冒薬を2週間分服用して気分不良である。

2．睡眠薬を1週間分服用して眠っている。

3．農薬らしいものをコップ半分ほど飲んで吐いている。

4．幼児がたばこを2cmほど食べた。

5．うつ病の薬を何日分か飲んで意識がない。

6．1歳児がホウ酸団子を食べたが，量は不明である。

解説

A-34

1. 多くの総合感冒薬では，2週間分の服用で，解熱薬の成分が肝障害をきたし得る量となる。重症化の可能性があり，高次医療機関への搬送が望ましい。

2. 最近の睡眠薬は安全域が広く，単独で重症中毒をきたすことはまれである。全身状態と，同時に服用した薬の内容を考慮して搬送先を選択する。

3. 農薬の毒性は総じて強く，コップ半分も服用すれば重症と考える。

4. 乳幼児のたばこ誤食は多い（図）が，重症化することはまれである。

5. 古い世代の抗うつ薬には毒性の強いものがあり，過量服用で痙攣や不整脈を生じる。意識がなければ高次医療機関に搬送すべきである。

6. 家庭用品は誤って口にしても概して毒性は低いが，ゴキブリの駆除に用いられるホウ酸団子は，例外の一つである。

解 答　1, 3, 5, 6

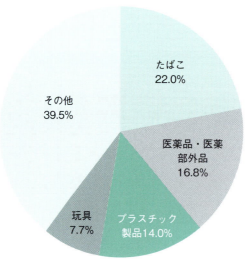

（厚生労働省「平成27年度家庭用品等に係る健康被害病院モニター報告」，2016. より改変）

図　家庭用品等による小児誤飲・誤食事故の内訳

問題

Q35 低血糖状態に対するブドウ糖溶液の投与について，正しいものを選べ。

1．15歳未満は血糖値測定の対象外である。

2．ブドウ糖溶液の濃度は50％を原則とする。

3．20mL 当たり１～２分かけて静脈内投与する。

4．効果の判定は投与終了の５分以上後で行う。

5．意識状態が改善するまで５分ごとに投与を繰り返す。

6．投与の途中で不穏状態になったら投与を中止する。

解説

▲35

1. 搬送先の選定などに必要であれば，15歳未満でも血糖値の測定を行ってよい。ただし低血糖が認められてもブドウ糖溶液の投与はできない。なお，血糖値測定を考慮する状況は表に示した。

2. 原則として，50%溶液を計40mL（ブドウ糖にして20g）投与する。

3. 高濃度で高浸透圧のため，静脈を傷めないようにゆっくり投与する。

4. 有効な場合，効果は迅速に現れ，投与終了とともに意識を回復することもある。投与終了後2〜3分待って判定する。

5. 投与はとくに医師の指示がないかぎり1回である。

6. 意識状態が中途半端に回復して不穏状態を呈することがある。傷病者がけがを負ったり，静脈留置針が抜けたりしないように愛護的に押さえつつ，全量を投与するように努める。

解答　2, 3

表　血糖値測定を考慮すべき状況

糖尿病治療薬（インスリン，経口血糖降下薬）使用中の傷病者に出現した意識障害で，以下のエピソードを伴う場合
1　糖尿病治療薬の量が多すぎた
2　食事量が少なかった
3　食事が遅れた
4　運動量が多すぎた
5　飲酒や入浴の後

問　題

Q36 高齢者の救急傷病者の特徴として正しいのはどれか。

1．症状がはっきりしている。

2．高熱が出やすい。

3．痛みの程度が軽い。

4．血管系の疾患が多い。

5．既往歴が関連していることが多い。

解説

A 36

救急傷病者に占める高齢者の割合は年々増加している（図）。

1. 特徴的な症状をきたしにくく、「気持ちが悪い」「元気がない」「反応が鈍い」などの、漠然とした本人や家族の訴えが前面に出ることが多い。

2. 肺炎など、若年者では高熱をきたす状態でも、高齢者では無熱のことがある。

3. 痛みをあまり感じないことがあり、判断を誤りがちである。例えば心筋梗塞を発症していても胸痛を訴えないことがある。

4. 加齢現象の一つは血管系に現れる。脳，心臓をはじめいろいろな臓器に，動脈硬化の結果生じる脳卒中，虚血性心疾患などの病変をきたす。

5. すでに加齢現象としての臓器障害や病気を多くもっており、それが急に表に現れたり、悪化したりして急病をきたす場合がかなりみられる。

解　答　3, 4, 5

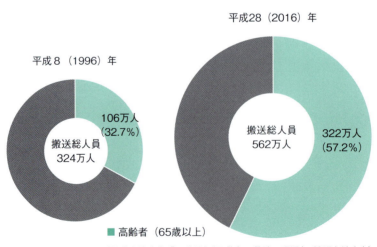

（総務省消防庁「平成29年版 救急・救助の現況」, 2017より改変）

図　高齢者の救急搬送の増加

問題

Q37
以下は感染経路に関する文章である。（　　）内に適切なものを下記から1つずつ選べ。

感染防護の観点から，感染経路は飛沫感染，（　1　），（　2　）に大別される。飛沫感染は，気道分泌物のしぶき（飛沫）が気道粘膜等に付着して病原性微生物が侵入するものであり，代表的な感染症に（　3　）がある。1のうち，飛沫が乾燥して小さく軽くなったものを肺胞まで吸引して起こるものを（　4　）という。1を主な感染経路とする感染症は（　5　），水痘などである。2は，傷病者や病原体の付着した物品等に触れて感染するものであり，（　6　）がその例である。

① 垂直感染　　② 空気感染　　③ 日和見感染　　④ 潜伏感染
⑤ 接触感染　　⑥ 飛沫核感染　　⑦ 経口感染
⑧ 昆虫媒介感染　　⑨ インフルエンザ
⑩ 流行性角結膜炎　　⑪ 結核　　⑫ マラリア

解説

▲37

3. インフルエンザは主に飛沫感染で広がる。ただし接触感染や飛沫核感染でも伝播するため，予防には手洗いとともに室内換気も必要である。

4. 空気感染には，飛沫核感染と塵埃感染がある。後者は空気中に漂う塵に付着した病原体を吸い込んで感染するもので，ノロウイルスはこの経路でも感染する。

5. 水痘は飛沫感染や接触感染も起こし得る。

感染経路について図に示す。

解 答　1 ②，2 ⑤，3 ⑨，4 ⑥，5 ⑪，6 ⑩

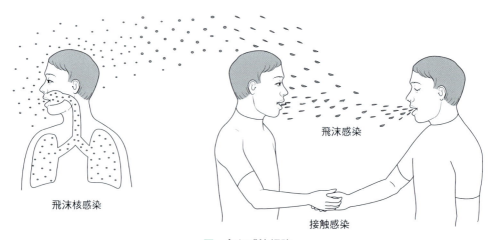

図　主な感染経路

問題

Q38 医療法で定めているのはどれか。

1．医師の業務

2．病院と診療所の区別

3．病床種別

4．救命救急センターの要件

5．救急搬送

解説

▲38

1. 医師の業務を規定しているのは医師法であり，医療法は医療の供給体制等について定める（表）。

2. 医療法では入院病床（ベッド数）20床以上を病院と規定し，診療所と区別している。

3. 医療法では精神病床，感染症病床，結核病床，療養病床，一般病床があり，病床種別に合わせた医師数，看護師数が定められている。

4. 救命救急センターの規定は法律上，存在しない。ただし救急医療対策にかかわる厚生労働省医務局長通知には整備基準の一つとして記載されている。

5. 救急搬送の根拠となるのは消防法である。

解答　2, 3

表　医療法等で定める病院の種類

病院のいろいろ	一般病院 特定機能病院 地域医療支援病院 精神病院 結核病院 ＊参考：病院の類型（平成29年版厚生労働白書資料編）
特定機能病院	高度医療を担うとともに医療技術の開発研究や研修を行う。大学病院等が主で厚生労働大臣承認による（医療法に基づく）
地域医療支援病院	主に他医療機関からの紹介患者の診療にあたり，医療機器の共同利用，救急医療にも参加する。都道府県知事によって承認される（医療法による）
災害拠点病院	阪神・淡路大震災を機に制定された。耐震耐火構造，災害用資器材備蓄，応急収容場所保有，DMAT派遣などの要件があり，都道府県知事によって承認される。二次医療圏ごとに地域災害拠点病院が，都道府県ごとに基幹災害拠点病院がある（防災基本計画による）
救急指定病院	救急患者用の専用病床を有する，救急医療の知識経験のある医師が常時従事しているなどの要件があり，都道府県知事の認可に基づいて二次医療圏ごとに整備される（厚生省令による）

問題

Q39 気管チューブ先端の位置確認法でもっとも信頼性の高いものを1つ選べ。

1. チューブの声門通過を直視する。

2. 送気に伴う胸郭運動を視認する。

3. 呼吸音を聴取する。

4. 心窩部の異音がないことを確認する。

5. カプノメータを使用する。

6. パルスオキシメータを使用する。

解　説

A 39

1. もっとも確実である。チューブが喉頭蓋（こうとうがい）の下をくぐるのを見るのではなく，声門通過を確認する（図）。チューブで視野が遮られない工夫が必要である。

2. 肥満者等では胃内送気による上腹部膨満を胸郭運動と間違うことがある。

3. 胃が大量の空気で膨らむと，胃内への送気で発生する音が呼吸音と紛らわしいことがある。

4. 胃が大量の空気で膨らむと，ゴボゴボという音が聴こえないことがある。

5. 2〜4よりも信頼できるとされるが完璧ではない。心停止中には呼気終末二酸化炭素（$ETCO_2$）分圧が低いので判断に迷うことがある。炭酸飲料飲用後などには偽陽性もある。

6. 心肺蘇生中には指尖部の血流がほとんどないため無意味である。

解　答　1

図　気管チューブの声門通過
気管チューブは後部軟骨群の前を通る必要がある

問題

Q40 状況に応じた用手的気道確保法として適切なのはどれか。

1. 頸椎損傷疑い ………… 下顎挙上

2. 下顎骨粉砕骨折 ………. 下顎引き上げ

3. 内因性心肺停止 ………. 修正下顎挙上

4. 頭部外傷 ……………… 頭部後屈あご先挙上

5. 一人法での人工呼吸 ….. トリプルエアウエイマニューバ

解説

▲ 40

1. 下顎挙上法で頸椎の動揺を抑える。

2. 下顎骨粉砕骨折では下顎角とオトガイの連続性が絶たれるため，下顎引き上げ（図a）以外の用手的気道確保は効果が期待できない。

3. 頭部後屈あご先挙上が適している。修正下顎挙上（図b）は外傷例に用いられ，頸椎の安静は保てるが，両手が必要なのでこのケースには実用的でない。

4. 頭部外傷では頸椎／頸髄損傷の合併が少なくないため，頸椎の安静を守れない本法は不適当である。

5. トリプルエアウエイマニューバ（図c）は確実な方法であるが，両手が塞がるため一人法には使えない。

解答　1, 2

口の中に母指を入れ，オトガイ部をつかんで引き上げる

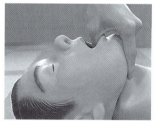

a：下顎引き上げ

母指または示指で下顎角を持ち上げ，他の指で頸部を固定する

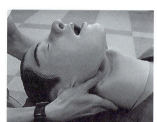

b：修正下顎挙上

頭部後屈，下顎挙上，開口の3つを同時に行う。この状態でマスクを顔へ密着させることもできる

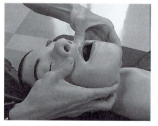

c：トリプルエアウエイマニューバ

図　用手的気道確保法

問題

Q41 運動麻痺の種類と，頻度の高い原因の関係で正しいのはどれか。

1. 対麻痺 ………… 脳梗塞

2. 単麻痺 ………… 胸髄損傷

3. 四肢麻痺 ………… 頸髄損傷

4. 片麻痺 ………… 中毒

解説

▲41

1. 対麻痺は両下肢の麻痺である（図a）。いろいろな高さの体幹の麻痺を含むことが多い。代表的な原因は胸髄以下の脊髄損傷である。

2. 単麻痺は四肢のうち1本だけの麻痺である（図b）。神経叢の障害，主幹動脈の閉塞などで起こる。

3. 頸髄損傷は四肢麻痺の代表的な原因である。ほかに脳幹障害，多発神経炎，全身的な筋力低下（低カリウム血症，重症筋無力症など）でもみられる（図c）。

4. 片麻痺は左右どちらか一側の上下肢の麻痺である（図d）。脳卒中などで脳が障害されたとき，その反対側に出現することが多い。中毒や代謝障害など全身性の要因による麻痺は四肢麻痺の形をとることが多い。

解答 **3**

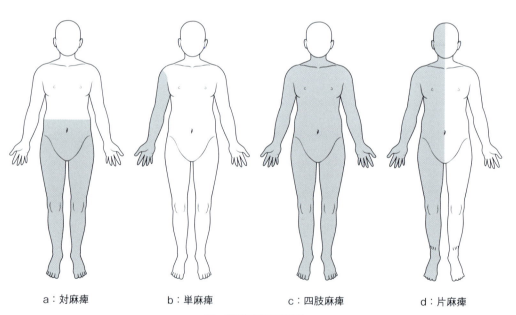

a：対麻痺　　b：単麻痺　　c：四肢麻痺　　d：片麻痺
図　運動麻痺の種類

Q42

頭部外傷で正しいのはどれか。

1．頭部を直接打撲しなくても発生することがある。

2．脳損傷は打撲部直下に限られる。

3．意識レベルは重症度を反映する。

4．搬送中の意識レベルが変化することがある。

5．脳損傷の程度は全身状態の影響を受ける。

解説

42

1. 激しく頭部を揺さぶられた際などに，頭部を直接打撲しなくても重篤な脳損傷を負うことがある。

2. 打撲部直下に生じることも，その反対側に生じることもある。

3. 意識状態が悪いほど重症と考えてよい。一般にGCS（グラスゴーコーマスケール）では，3〜8点を重症，9〜13点を中等症，14〜15点を軽症としている。

4. 脳震盪では搬送中に意識レベルが改善することがある。逆に頭蓋内血腫などでは意識レベルが悪化することがある（図）。

5. 血圧低下，低酸素血症，低換気などは脳損傷を悪化させる。処置・搬送に際して注意が必要である。

解　答　1, 3, 4, 5

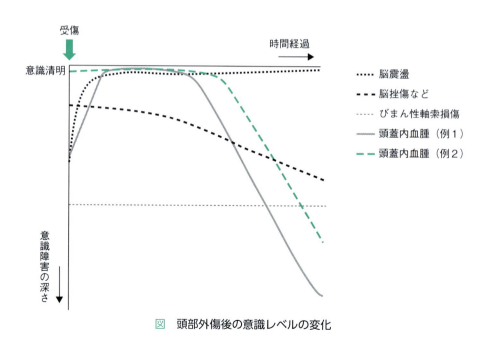

図　頭部外傷後の意識レベルの変化

Q43 救急救命士法の定めについて正しいのを選べ。

1. 守秘義務は退職後にも適用される。

2. 救急救命処置録は3年間保存する義務がある。

3. 救急救命処置の定義は処置拡大に伴い変化している。

4. 特定行為以外の救急救命処置にも医師の指示を必要とする。

5. 医療機関内でも医師の具体的指示があれば特定行為を行うことができる。

解説

▲43

1. 法第47条に定める守秘義務は，救急救命士でなくなった後にも適用される。

2. 救急救命処置録の保存期間は，医師の診療録（カルテ）と同じ5年間である。

3. 救急救命処置の範囲は拡大されてきたが，定義については，一度も変更をされたことがない。

4. 特定行為には医師の具体的指示が必要であり，それ以外の救急救命処置は医師の包括的指示下に実施される。すなわち，すべての救急救命処置は医師の指示下に行われる。

5. 救急救命士法では救急救命士の業務を現場または救急自動車内で行うと限定している。

救急救命士法の業務に関する主な内容を表に示す。

解答　1, 4

表　業務に関する主な内容（救急救命士法）

- 特定行為の実施には医師の具体的な指示が必要である（第44条）
- 現場と救急自動車内以外で業務を行ってはならない（第44条）
- 処置後は救急救命処置録に記載し，これを5年間保存する（第46条）
- 救急救命士は守秘義務を負う（第47条）
- 救急救命士は名称独占資格である（第48条）

問題

Q44 ウツタイン様式について正しいのはどれか。

1. 院外心停止の統一された記載体系である。

2. 対象は目撃のある心停止のみである。

3. 救急医療体制の異なる地域同士での比較はできない。

4. 新たに導入された処置の効果判定に用いることができる。

5. わが国では全国規模で集計されている。

解説

▲44

ウツタインは，本様式を議論する会議が開催された古い修道院（図）の名称である。

1．3．4． 用語の定義と記載すべきデータを決めることにより，異なる地域間や，新しい救急医療システムや処置・治療法の導入前後での比較を可能としている。

2． すべての院外心停止例を対象とするが，治療成績を検討する際には，目撃のある心原性心停止で初期波形が心室細動または無脈性心室頻拍であった例が対象となることが多い。

5． 2005（平成17）年より全国規模の集計が行われており，その結果は毎年の「救急・救助の現況（消防庁）」で公表される。

解 答　1, 4, 5

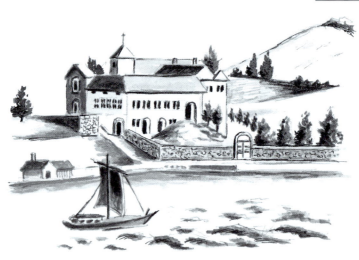

図　ウツタイン修道院

問題

Q45 心臓の機能で正しいのはどれか。

1．一定のリズムで拍動するのは洞結節が規則正しく活動するためである。

2．副交感神経の緊張は心収縮力の増強と心拍数の増加をもたらす。

3．心房の収縮は心室収縮の直後に起こる。

4．拡張期に心室に充満する血液が増えると心室の収縮力は増加する。

5．右心室の拍出量は左心室よりずっと少ない。

解 説

▲ 45

1. 右心房にある洞結節からの刺激に反応して心臓全体が秩序正しく収縮する。洞結節は毎分70回前後で規則正しく刺激を発生し，ホルモンや自律神経の影響を受けてその頻度を増減させる。

2. 交感神経が緊張する（活動が高まる）と，心収縮力は増強し心拍数は増加する。副交感神経の作用は概ね交感神経の逆であり，心臓では心拍数を下げるが，心収縮力の低下はあまり起こさない。

3. 心房は拡張期の最後に収縮し，心室内の血液量を増やす。心室の収縮は心房の収縮直後に起こる。心室が収縮を始める瞬間が収縮期の開始である（図）。

4. 心室に充満する血液が増えて心室の筋肉がより長く引き伸ばされると，次の収縮はより強くなる。ゴムを長く引っ張ると強い力で縮むのと同じである。

5. 肺動脈圧は大動脈圧の1/6程度であるが，右心室から拍出される血液の量と，左心室から拍出される血液の量は等しい。つまり肺血流量は心拍出量に等しい。

解 答 1, 4

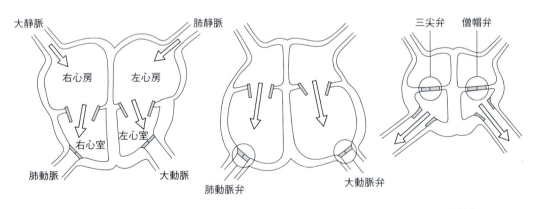

図　心臓の拡張期と収縮期（模式図）

問題

Q46

高度低体温症傷病者への対応を述べたものである。（　）内に入る適切な文言を選べ。

バイタルサインの評価に際しては（　1　）が重要である。不整脈はよくみられ，もっとも警戒すべきは（　2　）である。胸骨圧迫の要否は（　3　）の有無で判断する。不必要な胸骨圧迫は（　2　）の発生を招く。徐呼吸に対しては（　4　）が原則である。出血傾向は（　5　）で示される。創傷があれば確実に止血処置を行う。

1．①SpO_2値　　②十分な観察時間　　③複数人による判断

2．①徐脈　　②心房細動　　③心室細動

3．①脈拍　　②意識　　③心電図波形

4．①エアウエイの挿入　　②正常換気量の維持　　③酸素投与

5．①皮膚の出血斑　　②喀血　　③鼻出血

解説

▲ 46

1. 30〜60秒程度の十分な観察が必要とされる。

2. 危険なのは心室細動である。心室細動に対しては電気ショックを行うが，除細動できないことがある。

3. 心停止の判断は頸動脈の拍動の有無で行う。

4. 代謝が低下しているため換気量は正常でなくてもよい。ただし無呼吸には人工呼吸を行う。

5. 血小板や凝固因子の機能低下による出血傾向により皮膚の出血斑を生じる。

低体温時には身体内部の温度分布が図のようになる。

解 答　1 ②，2 ③，3 ①，4 ③，5 ①

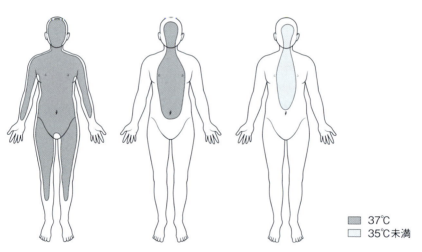

a：温暖な環境　広い範囲が37℃になる
b：寒冷な環境　重要臓器のある所だけが37℃に保たれている
c：低体温　重要臓器の温度も低下する

■ 37℃
□ 35℃未満

図　深部体温の変化

下に示した頭部の輪郭の中に，上気道の正中矢状断を描き，以下の構造を記入せよ。

① 鼻腔　② 口腔　③ 舌　④ 口蓋　⑤ 喉頭蓋　⑥ 声門
⑦ 舌骨　⑧ 甲状軟骨　⑨ 食道　⑩ 咽頭　⑪ 喉頭　⑫ 気管

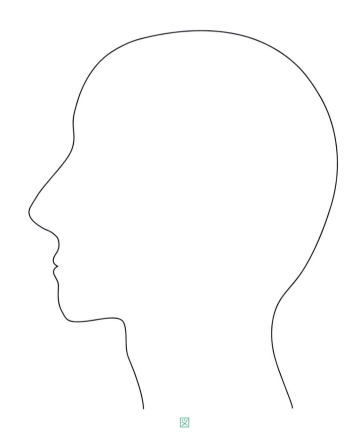

図

解説

▲47

上気道の構造は重要なので，問題15とは異なる角度でもう一度確認する。矢状断は人体を左右に分ける切り方である。

2．口腔：歯や舌のあるスペースで，後方は咽頭口部に移行する。

4．口蓋：口腔の天井であり，鼻腔の床である。

6．声門：左右の声帯ヒダと，それに囲まれる空間をいう。

9．食道：咽頭の下に続く食物の通り道である。気道には含まれない。

10．咽頭：鼻腔，口腔，喉頭の後ろにある縦長の筒状のスペースで，気道の一部であり，食物の通り道でもある。

11．喉頭：気管の入口を守る箱状の構造で，食物や水が気管に入るのを防ぐ。

12．気管：喉頭のすぐ下から始まる。気管から下気道が始まる。

解答　図に示す

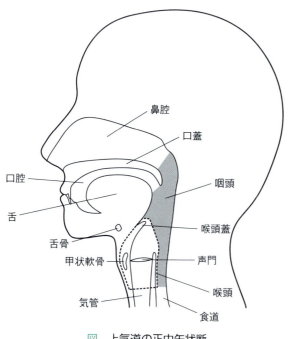

図　上気道の正中矢状断

問題

Q48 精神障害傷病者の入院形態で正しいのはどれか。

1．すべて本人の同意が必要である。

2．医療保護入院には保護者の同意が必要である。

3．応急入院は都道府県知事の命令で実施される。

4．措置入院には精神保健指定医2名の判定が必要である。

5．緊急措置入院は保護者が同意しなくても行われる。

解 説

A 48

1. 精神障害者の入院の半分以上は本人の同意による任意入院である（図）。これに対して以下の2～5では，本人の同意を必要としない。

2. 医療保護入院は，精神障害に対して医療が必要であるが本人の同意が得られない場合に行う。保護者がいない場合には市区町村長の同意が必要である（図）。

3. 応急入院は，医療保護入院該当者であるが保護者等と連絡がとれない場合に行われる。

4. 措置入院は，自傷他害のおそれが続く場合に，都道府県知事または政令指定都市の長の命令によって実施される入院の形態である。精神保健指定医2名の判定を必要とする。

5. 緊急措置入院は，措置入院該当であるが緊急性のある場合に行われる。4および5は本人の同意も保護者の同意も必要としない。

解 答　**2, 4, 5**

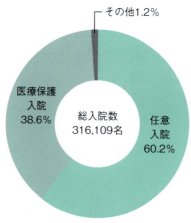

〔厚生労働省精神・障害保健課調：入院形態別在院患者数の推移（6月30日現在）第1回保護者制度・入院制度に関する作業チーム平成23年1月7日参考資料1．より作成〕

図　精神障害者の入院形態別内訳
本人の同意を必要としない医療保護入院は，精神障害者の総入院の4割近くを占める

問題

Q49 救急救命処置の範囲に入るのはどれか。

1．胸郭外胸部圧迫法

2．開放創の洗浄

3．圧迫止血

4．体位管理

5．咽頭からの気管内吸引

6．カプノメータの使用

解説

A49

1. 気管支喘息の重篤発作に対する処置である（図）が，救急救命処置には含まれない。

2. 開放創の洗浄など創傷の処置は救急救命処置に含まれない。

3. 外傷の局所的な処置としては，圧迫止血のほか，骨折の固定，ショックパンツによる固定が，救急救命処置に含まれる。

4. 体位管理は，安静の維持，保温とともに救急救命処置の一項目を構成する。

5. 気管チューブを通じた気管内吸引は救急救命処置にあるが，咽頭から直接カテーテルを入れて行う気管内吸引は救急救命処置に含まれない。

6. カプノメータは呼気終末二酸化炭素（$ETCO_2$）分圧または濃度をモニターする器材である。その使用は救急救命処置に含まれない。

解 答　3, 4

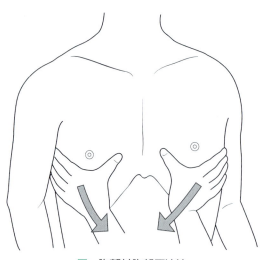

図　胸郭外胸部圧迫法
傷病者が息を吐くのに合わせて，胸郭の下部を内下方に引き絞るようにする

問題

Q50 呼吸の仕組みに関して正しいのはどれか。

1．換気は胸郭と横隔膜の運動によって行われる。

2．男性では胸式呼吸，女性では腹式呼吸が主となる。

3．吸気量はすなわち肺胞換気量である。

4．血液中の酸素の大部分はヘモグロビンと結合している。

5．血液中の二酸化炭素の大部分は物理的に溶解している。

解説

▲ 50

1. 吸息では外肋間筋により胸郭が前後・左右に，横隔膜により胸腔が上下に，それぞれ拡大し，大気が気道に流れ込む。安静呼吸中の呼息は引き伸ばされた肺が自然に縮む力で行われ，筋肉の運動は必要ない（図）。

2. 換気は，肋間筋が胸郭を動かす胸式呼吸と，横隔膜が働く腹式呼吸との複合で行われる。男性では腹式呼吸，女性では胸式呼吸の割合が比較的大きい。

3. 吸気量のうち約３割は気道を満たすだけで肺胞に達しない。これを死腔（解剖学的死腔）といい，肺胞でのガス交換には役立たない。

4. 血液中の酸素はほとんどがヘモグロビンと化学的に結合しており，血漿に物理的に溶解しているのは１％程度である。

5. 血液中の二酸化炭素のうち約2/3は炭酸水素イオン（重炭酸イオン）として存在し，約1/3はヘモグロビンと化学的に結合している。物理的に溶解しているのは５％程度である。

解答　1, 4

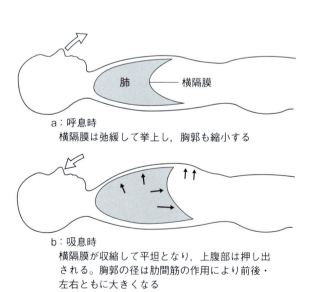

a：呼息時
横隔膜は弛緩して挙上し，胸郭も縮小する

b：吸息時
横隔膜が収縮して平坦となり，上腹部は押し出される。胸郭の径は肋間筋の作用により前後・左右ともに大きくなる

図　呼吸に伴う胸部，横隔膜，上腹部の動き

問題

Q51 電気ショック実施時の注意点で正しいのはどれか。

1. 実施の是非は心電図波形のみで判断する。

2. 心臓を挟む位置に電極パッドを貼付する。

3. ペースメーカの植え込まれた傷病者には実施しない。

4. 小児に成人用パッドは使えない。

5. 除細動できないときはできるまで繰り返す。

解説

▲51

電気ショックとは除細動を目的に除細動器を用いて直流通電を行うことである。

1. 心室頻拍では脈拍の有無により電気ショック実施の是非を判断する。

2. 心臓を挟む位置（通常は右鎖骨下と左下側胸部）に貼付する（図）。

3. 植え込み部位（右鎖骨下など）を避けてパッドを貼る以外は通常どおりに実施する。

4. 小児には専用のパッドを使う機種と，小児用モードに変更する機種があるが，やむを得ない場合には成人用パッドを用いる。ただし成人で小児用パッドや小児用モードを使うことはできない。

5. 地域で決められたプロトコールに従う。除細動できないときは心筋の状態が不良のことが多く，必ずしも回数を増やせば除細動できるというわけではない。

解答　2

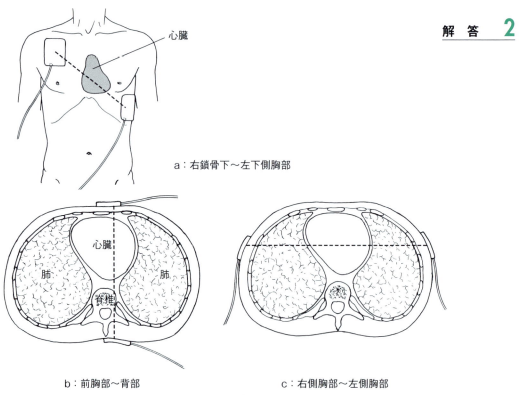

a：右鎖骨下～左下側胸部

b：前胸部～背部　　　c：右側胸部～左側胸部

図　除細動用電極パッドの位置
通常はaの手法を用いるが，状況によりbまたはcでもよい

問題

Q52 骨盤輪骨折について正しいのはどれか。

1. 大きな外力を受けた場合に多い。

2. 最大の出血源は骨盤内臓器である。

3. 疑うときは骨盤動揺を観察する。

4. 背面の観察は禁忌である。

5. 骨折の固定が優先される。

解説

A 52

骨盤骨折の重症度はさまざまである。救命の観点からは，骨盤の輪状構造が破綻した骨盤輪骨折が重要である（図）。

1. 骨盤の丈夫な輪状構造を破綻させるには，大きな外力が必要である。

2. 骨折自体で大量出血をきたし得る。ただし骨盤内臓器損傷の合併も多い。

3. 受傷機転や外見から骨盤骨折が疑われるときは，痛みと出血を増すおそれがあるため，骨盤動揺の観察を行わない。骨盤骨折があっても動揺が不明瞭な場合もある。

4. 骨折部を動揺させて出血と痛みを増やすログロールは禁忌である。ログロール以外の方法で背面を観察することが望ましい。

5. 骨盤骨折では大量出血が主な死因となる（表）。また骨盤内臓器損傷，頭部・胸部・腹部外傷などを合併することも多く，全身的な外傷としてとらえる必要がある。

解答　1

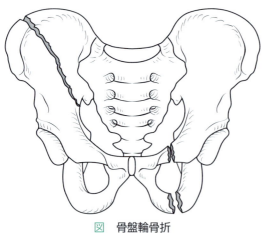

図　骨盤輪骨折
骨盤の輪状構造が破壊されている

表　骨盤骨折の主な死因

24時間以内	大量出血
24時間以降	多臓器不全*

*出血性ショックや臓器損傷に続発

Q53 脳血管障害について正しいのはどれか。

1．脳卒中とは急に発症した重症の脳血管障害を指す。

2．人口の高齢化に伴って近年脳出血が増加している。

3．脳出血は大脳皮質に発生しやすい。

4．脳梗塞では意識障害をきたすことが少ない。

5．くも膜下出血は比較的若年者にもみられる。

解説

53

1. 俗に，"卒中"とは突然発症する意識障害や神経障害の意味であるが，ほとんどは脳卒中のことを指す。脳卒中とは急性発症の重い脳血管障害のことと考えてよい。脳卒中患者の発生数は国内で年間30万人，死亡数は13万人との推計がある。

2. 最近増えているのは脳出血よりも脳梗塞である。高齢者人口の増加も関連しているものと思われる。

3. 脳出血の大部分を占める高血圧性脳出血は，大脳基底核と呼ばれる脳深部に発生するものが多い。

4. 脳梗塞では麻痺や失語症をきたすが，意識障害は脳出血やくも膜下出血に比べて少ない。

5. くも膜下出血は，脳の表面を走る動脈に生じた動脈瘤の破裂によるものがほとんどで，比較的若い人にも発生する。

脳卒中死亡の統計では脳出血が減り，脳梗塞が増えてきている（図）。

解 答　1, 4, 5

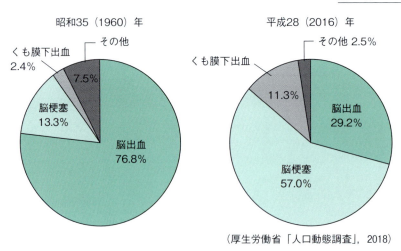

（厚生労働省「人口動態調査」，2018）

図　脳卒中死亡の内訳

問題

Q 54 下図はいずれも心電図測定時のアーチファクト（雑音，ノイズ）である。原因との組み合わせで正しいのはどれか。1つ選べ。

A ……………………… 呼吸運動
B ……………………… 交流障害
C ……………………… 筋電図の混入
D ……………………… 発汗
E ……………………… 電極の接触不良

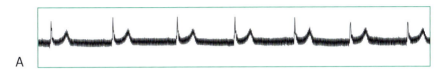

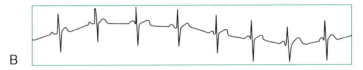

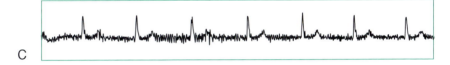

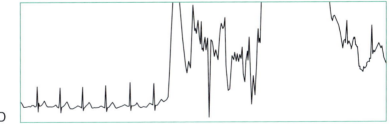

（画像提供：日本光電工業株式会社）

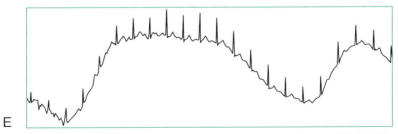

（画像提供：日本光電工業株式会社）

図

解説

▲ 54

不十分な測定条件で生じた心電図波形への影響はアーチファクトまたはノイズと呼ばれる。これらを心電図異常と間違えないようにする。

A．交流障害。高さと幅がほぼ一定で周波数50Hzまたは60Hzの振動である。近くの電気機器やコンセントから漏れる微弱な交流電流の混入による。

B．呼吸運動の影響。呼吸に際して胸部が動くと，電極も動くので基線が呼吸に合わせて上下に揺れる。

C．筋電図の混入である。骨格筋に力が入っていると，基線が細かく鋭い波形となる。

D．電極の接触不良である。完全に外れたときは平坦な線となる。

E．発汗による電位の変動である。大きく不規則で，ゆっくりとした基線の揺れを認める。

解　答　**C**

問 題

Q55 心肺蘇生中の換気量が過剰であるとどんな影響がみられるか。

1．肺での酸素の取り込みが増える。

2．脳の血流が増える。

3．冠動脈の血流が増える。

4．胃膨満を起こしやすい。

5．心拍再開率が低下する。

解説

▲55

1. 胸骨圧迫中の肺血流量（心臓から送り出される血液量に等しい）は少ないので，換気量も少なくてよい。それ以上に増やしても酸素化はよくならない。

2. 過換気で動脈血の二酸化炭素分圧が低下すると，脳の血管は収縮して血流量は減る。

3. 過換気で冠灌流圧は低下し（図），心筋の受け取る酸素が減少する。

4. 一回換気量や換気回数が多いため，咽頭の圧が上がって食道から胃に送気しやすくなる（バッグ・バルブ・マスク換気の場合）。

5. 主に動物実験でその事実が証明されている。

解答　4，5

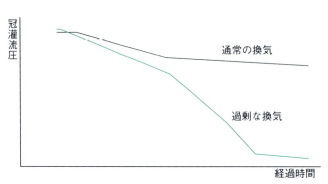

換気量が多すぎると，時間とともに冠灌流圧が低下し冠動脈の血流が減少する

図　過剰な換気が冠灌流圧に与える影響

問 題

Q56 胸部外傷の所見と，その現場処置の組み合わせで正しいのを選べ。

1. 側胸部の握雪感 ……………… 補助換気

2. 背部の奇異運動 ……………… 仰臥位

3. 呼吸で異音を発する刺創 ……… 湿らせた滅菌ガーゼによる閉鎖

4. 外頸静脈怒張を伴うショック …… 輸液

5. 胸壁からの軋轢音 ……………… 胸郭全周の固定

解説

▲56

1. 側胸部の握雪感は肋骨骨折による気胸を意味する（図）。不用意な補助換気は気胸の悪化を招くおそれがある。

2. 奇異運動は胸郭の一部が吸気時に凹み，呼気時に盛り上がるもので，フレイルチェストを示す。背部の観察でこれを認めても，仰臥位をとることによってある程度は固定できる。特別な固定処置は不要である。

3. 吸い込み創である。完全に閉鎖すると緊張性気胸を生じるおそれがある。アルミシート等で三辺を固定して一辺を開放し（三辺テーピング），胸腔内の空気の逃げ道を作っておく。

4. 緊張性気胸または心タンポナーデによる心外閉塞・拘束性ショックが疑われる。病院での処置を急ぐため搬送を優先すべきであり，現場での輸液は行わない。

5. 軋轢音は，骨折端同士が触れ合って生じるゴリゴリという異音であり，肋骨骨折を示す。肋骨骨折のみであれば特別な処置は不要であり，胸郭全周を固定するとかえって呼吸運動が障害される。

解答 2

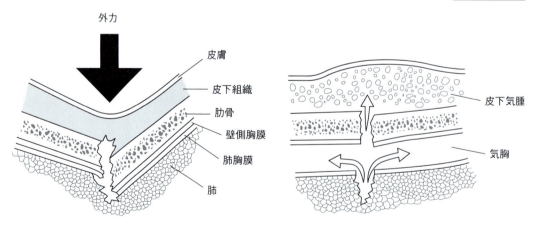

a：受傷の瞬間　　　　　　　　　b：気胸と皮下気腫の発生

図　外傷性気胸と皮下気腫

Q57 標準予防策について正しいのはどれか。

1. 感染症の可能性がある傷病者で行う。

2. 接触感染による伝播の防止を目的とする。

3. 手袋着用後には手洗いを省略できる。

4. 十分な手洗いができないときは速乾性手指消毒液を用いる。

5. ガウンは体液，血液等の飛散が予想されるときに着用する。

6. 飛沫感染のおそれがあるときにはN95マスクを装着する。

解説

▲57

1. 感染症の有無は現場では判断できないので，すべての傷病者は感染症をもっているとの前提で行うのが標準予防策である．

2. 飛沫感染，空気感染，接触感染のいずれにも対応する．

3. 手洗いは標準予防策の要(かなめ)であり，手袋の使用後にも実施する．手袋に微小な孔が開いていることもある．

4. 現場で処置の都度手洗いを行うことは現実的でないため，この方法が適する．

5. 吐下血，開放創，嘔吐・下痢，分娩などで着衣に汚染のおそれがあるときに使用する．

6. N95マスク（図）は空気感染の防止に用いる．飛沫感染の防止にはサージカルマスクを用いる．サージカルマスクは不織布製の使い捨てマスクで，一般の処置用に広く用いられている．

解答　4, 5

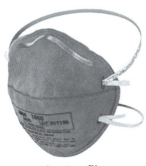 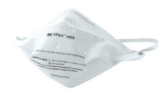 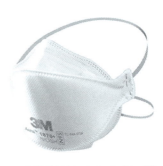

a：カップ型〔3M™ N95微粒子用マスク（医療用）：画像提供　スリーエム ジャパン株式会社〕

b：二面折りたたみ式〔3M™ VFlex™ N95微粒子用マスク（医療用），画像提供　スリーエム ジャパン株式会社〕

c：三面折りたたみ式〔3M™ Aura™ N95微粒子用マスク（医療用），画像提供　スリーエム ジャパン株式会社〕

図　各種のN95マスク

問 題

Q58 脳卒中を疑う症状はどれか。

1．急に身体がふらついて歩けなくなった。

2．高い熱が出て意識が混濁している。

3．両手両足の先が痺れる。

4．片側（右または左）の上下肢が動きにくい。

5．急に意識を失って倒れたが，すぐに回復した。

6．目を開けてわかっている様子なのに，急にしゃべらなくなった。

7．数日かけてしだいに頭痛が増強してきた。

解説

A 58

1. 運動失調を思わせる症状であり，急激に発症した場合は脳卒中を疑う。

2. 発症直後の脳卒中では発熱を欠くのが普通である。

3. 末梢神経の障害でみられやすい症状である。

4. 片麻痺であり，通常は大脳半球の障害による。脳卒中の代表的な症状である。

5. 失神である。神経系ではなく循環系に問題がある。

6. 失語症の可能性がある。左大脳半球に病変のある脳卒中でしばしばみられる。

7. 髄膜炎などの感染症を思わせる。脳卒中であれば，遅くとも数時間以内に急激に発症する。とくに，くも膜下出血の頭痛は突然発生する。

脳血管障害の種類を図に示す。

解 答　1, 4, 6

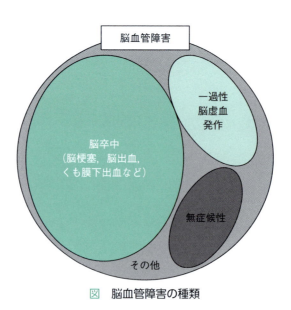

図　脳血管障害の種類

Q59 循環系の観察で正しいのはどれか。

1．頸部で脈拍を観察するのは内頸動脈である。

2．足では内果の後下方で脈拍を観察しやすい。

3．脈拍は動脈を指の先端で強く圧迫して観察する。

4．心音は主に心筋の収縮する音である。

5．前胸部で心拍動を触れるのは心尖部である。

解説

A 59

1. 正しくは総頸動脈である。内頸動脈を圧迫すると反射的な血圧低下を招くことがある（図）。

2. 内果の後下方には後脛骨動脈を触れる。足背動脈よりも触知しやすいことが多い。

3. 利き手の示指から環指まで（または示指と中指）をそろえ，指の腹で軽く押さえるようにして観察する。強く圧迫すると拍動がわからなくなる。

4. 心音は主に心臓の弁が閉じるときに発生する音であり，聴診器で聴取される。

5. 心尖部とは「ハート形」の尖った部分であり，心臓の左前下部にあたる。左心室壁の一部に相当し，通常は左乳頭のやや内下方にある。この部分で拍動が触れる（心尖拍動）。

解答　2, 5

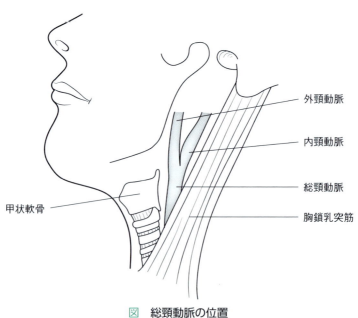

図　総頸動脈の位置
総頸動脈は甲状軟骨と胸鎖乳突筋の間で触れる

Q60

脊髄損傷について述べた文である。（　）内に入る適切な文言を選べ。

脊髄があるレベルで完全に損傷された直後には，損傷部以下の（　1　），（　2　），脊髄反射消失，自律神経障害を生じる。（　3　）の損傷では呼吸運動が停止し，（　4　）の損傷ではいわゆる腹式呼吸を呈する。また中部胸髄よりも上の損傷では（　5　）の広範な遮断により血圧は低下し，（　6　）を呈する。これらのことから，脊髄損傷では腹部臓器損傷や出血性ショックを合併しているかどうかの判断が難しくなる。

1. ①痙攣　　　②痙性麻痺　　③弛緩性麻痺

2. ①知覚脱失　②知覚鈍麻　　③知覚過敏

3. ①上部頸髄　②下部頸髄　　③胸髄

4. ①上部頸髄　②下部頸髄　　③腰髄

5. ①脊髄神経　②交感神経　　③副交感神経

6. ①期外収縮　②頻脈　　　　③徐脈

解説

60

1. 受傷直後には弛緩性麻痺を呈するが，しばらくすると痙性麻痺に移行する。

2. 知覚脱失が生じて永続する。

3. 横隔膜を支配する横隔神経が第3～第5頸髄節から出るため，上部頸髄損傷により呼吸運動が停止する。

4. 肋間筋を支配する肋間神経は胸髄から出るため，下部頸髄の損傷では横隔膜の運動のみが保たれて，いわゆる腹式呼吸を呈する。

5. 胸髄と腰髄から交感神経の枝が出るため，交感神経系が遮断される。

6. 交感神経遮断により，徐脈になりやすい。

脊髄損傷の高さと症状について図にまとめた。

解 答 1③, 2①, 3①, 4②, 5②, 6③

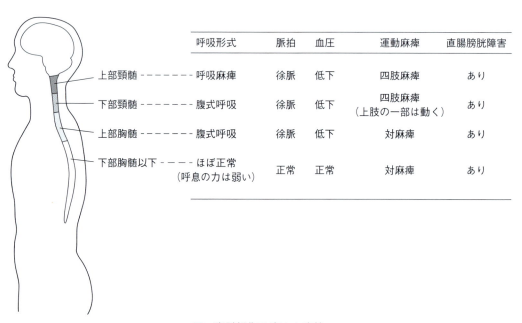

図　脊髄損傷の高さと症状

問題

Q61 乳児の救急傷病者で正しいのはどれか。

1．脈拍数と呼吸数は成人よりも少ない。

2．血圧は成人よりも低めである。

3．乳児期前半にはウイルス感染症が多い。

4．異物の誤嚥・誤飲が多い。

5．心停止は心原性のことが多い。

解説

A 61

乳児とは生後12カ月未満の児を指す。単に身体が小さいだけでなく，成人とは異なる部分が多いため注意が必要である。

1．乳児の脈拍数は約120/分，呼吸数は約35/分である。成長するにつれてともに減少する。

2．乳児の血圧は90/60mmHg前後である。成長とともに上昇し，6歳を過ぎると成人に近くなる。

3．生下時には母体からもらったウイルスの抗体をもつため，感染症としては細菌性のものが多い。抗体が減る生後6カ月過ぎからウイルス感染症が多くなる。

4．異物の誤嚥・誤飲は何でも口にしはじめる1歳以後に増加するが，乳児でも少なくはない。

5．乳児を含む小児では呼吸障害による心停止が多い。成人では心疾患によるものが大部分を占めるのと対照的である。

年齢によるバイタルサインの変化を図に示した。

解 答　2, 4

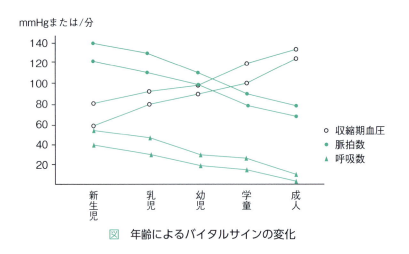

図　年齢によるバイタルサインの変化

Q62 性器出血で正しいのはどれか。

1. 腹痛のないものは軽症と判断する。

2. 妊娠・分娩に伴うものは大量出血になりやすい。

3. 全出血量は外出血の量から推定できる。

4. 腹腔内臓器からの出血によるものがある。

5. 生殖年齢以外ではみられない。

解説

A62

1. 前置胎盤，弛緩出血などでは腹痛を伴わない大量出血がある。

2. 胎児の成長に必要な血流を提供するために血管が発達し，その破綻によって大量出血をきたしやすい。

3. 性器出血が少量でも腹腔内などに大量出血していることがある。異所性妊娠（子宮外妊娠）の破裂（図）が代表例である。

4. 出血源は胎盤や子宮などの内性器である。

5. 50～60代に多い子宮体癌も性器出血をきたす。

解答 **2**

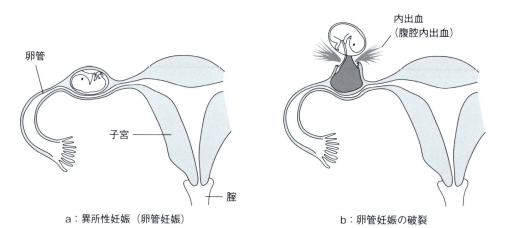

図　異所性妊娠とその破裂

問題

Q63 傷病の内容と診療科の選択の組み合わせで正しいのはどれか。

1. バイクの転倒で右大腿に開放骨折のある20歳の男性 ・・・ 整形外科

2. 起立中に意識を失って倒れ，すぐに回復した40歳の女性 ・・ 循環器内科

3. 風呂に落ちて広範囲に水疱を生じた70歳の女性 ・・・・・・・・ 皮膚科

4. 腹痛と少量の性器出血がある15歳の女児 ・・・・・・・・・・・・・・ 小児科

5. 腹痛を訴え，腹部に触れると硬い35歳の男性 ・・・・・・・・・・ 消化器内科

解説

A 63

1. 若年者の大腿骨骨折は重度外傷であり，全身管理の可能な施設が望ましい．

2. 失神は循環系の障害が原因であり，循環器内科が専門科となる．

3. 高齢者の広範囲Ⅱ度熱傷であり，重症化が予想されるため高次医療機関に搬送する．

4. 15歳前後までは小児科の対象となり得るが，年長児で特殊科の診療対象と考えられる場合は専門科（この場合は産婦人科）が望ましい．

5. 腹膜刺激症状を認め手術の可能性がある本例では，外科（または消化器外科）を選択する．

医療法施行令で認められている標榜診療科名を表に示す．

解 答　2

表　認められている標榜診療科名

イ	内科
ロ	外科
ハ	イまたはロに，以下a〜dを組み合わせる
	a 部位，器官，臓器，組織またはこれらの果たす役割 　（例：腹部，呼吸器，循環器など） b 疾病，病態の名称 　（例：感染症，腫瘍，糖尿病など） c 患者の特性 　（例：小児，周産期，高齢者など） d 医学的処置 　（例：整形，人工透析，ペインクリニックなど）
ニ	単独で標榜できるもの 精神科，アレルギー科，リウマチ科，小児科，皮膚科，泌尿器科，産婦人科，産科，婦人科，眼科，耳鼻咽喉科，リハビリテーション科，放射線科，放射線診断科，放射線治療科，病理診断科，臨床検査科，救急科 ＊これらは上記ハa〜dとの組み合わせも可能

科名として神経科，呼吸器科，消化器科，循環器科，胃腸科などの診療科名は今後標榜できなくなる可能性がある

Q64 頸部の構造で正しいのはどれか。

1．声門は喉頭の内部にある。

2．食道は気管の前にある。

3．輪状軟骨は喉頭の上端にある。

4．気管の横（外側）に外頸動脈を触れる。

5．咽頭の下端は食道に続く。

解説

▲64

1. 甲状軟骨と披裂軟骨の間に張った左右の声帯ヒダと，その間の空間が声門を構成する。

2. 前頸部の皮下に喉頭とそれに続く気管を触れる。その背側（後方）には咽頭喉頭部とそれに続く食道がある。

3. 輪状軟骨は喉頭の下端をなし，その下は気管である。

4. 気管の横に触れるのは総頸動脈である。総頸動脈は喉頭の上縁付近で内頸動脈と外頸動脈に分かれる。

5. 咽頭と食道の間にある括約筋によって食道入口部は軽く閉じられている。

頸部の器官の断面を斜め前方から見た図を模式的に示す（図）。

解答　1，5

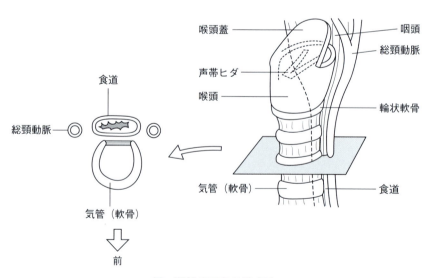

図　頸部の器官の模式図

問題

Q65 数時間前からの腹痛を訴える傷病者の所見で，重症度が高いのはどれか。

1．頻回の嘔吐

2．高熱と黄疸

3．皮膚の蒼白と冷汗

4．水様下痢

5．歩行時に腹壁に響く

解説

▲65

腹痛の傷病者では，単一の症状でなく既往歴，発症様式や他の所見と併せて判断することが望ましい。

1. 1～2回の嘔吐はよくみられるが，何回も吐くときには重症の可能性がある。

2. この組み合わせは重症の胆道感染症などでみられ，重症度が高い。

3. ショックでみられる症状であり，重症度が高い。強い腹痛による自律神経反射ではショックでなくても出現するが，この場合も重症度は高いと考えたほうがよい。

4. 頻度の高い症状であるが，いわゆる「お腹を壊した」状態であり，これだけでは重症といえない。

5. 炎症を起こした腹膜局所への刺激（限局性腹膜炎）を意味することが多い。

腹膜炎では表のような所見がみられる。

解答　(1), 2, 3, 5

表　腹膜への刺激を思わせる所見

自覚症状		・歩くと腹部に響く ・咳をすると腹部に響く
外　見		・腰を曲げて歩く ・腰と膝を曲げてじっと横になっている
腹部所見 （腹膜刺激症状）	・筋性防御	腹壁に触れると反射的に腹筋に力が入り硬くなる　または触れる前から硬い
	・反跳痛	腹部を深く押さえてから急に離すと，押さえたときよりも離したときのほうが痛い

問題 Q66

気道異物について述べた文である。（　）内に入る適切な文言を選べ。

気管分岐部よりも上の完全閉塞はすべて窒息を生じて声が出なくなり，数分程度で意識を消失する。左右いずれかの主気管支の閉塞では，患側の（　1　）と胸郭運動の低下を認める。換気可能な状態で気道内に異物が固定されたときには（　2　）。窒息時の最初の処置は，意識があれば（　3　）と背部叩打，なければ（　4　）を行う。換気はできていても呼吸困難があれば（　5　）。

1．①ラ音　　②呼吸音消失　　③陥没呼吸

2．①激しい咳が出る　　②血痰が出る　　③症状が軽快する

3．①腹部突き上げ　　②喉頭展開　　③フィンガースウィープ法

4．①胸部突き上げ　　②胸骨圧迫　　③用手的気道確保

5．①咳をさせる　　②深呼吸をさせる　　③経鼻エアウエイを挿入する

解説

A 66

1. 主気管支が閉塞するとその側の呼吸音は消失する。

2. 異物が固定されると，咳き込みなどの症状が少し軽快することがある。

3．4．異物の排出には腹部突き上げを，意識がなければ胸骨圧迫を行う。

5. 意識があって自分でできる場合はできるだけ咳をさせる。

窒息の発生後は急激に状態が悪化する（図）。

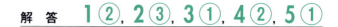

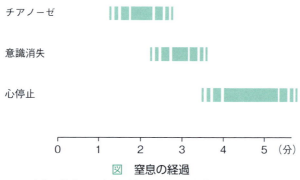

図　窒息の経過
窒息の発生から症状が出るまでの平均的な時間を示す

Q67 心肺蘇生を開始する状況はどれか。

1. 顔面が土気色で無表情，かつ皮膚が冷たいとき

2. 大腿動脈で脈拍を触れないとき

3. 正常な呼吸がないとき

4. 両側散瞳で刺激に対する反応がまったくないとき

5. 心電図で心室細動を認めるとき

解説

A 67

1. 心停止で一般に認められる所見であるが，重度のショック，低体温などでもみられるため，これだけで心停止と断定すべきでない。

2. 大腿動脈で脈を触れなくても，総頸動脈で触れることがある。

3. 市民には「普段どおりの呼吸」がないことをもって心肺蘇生開始の基準と教えるが，異常な呼吸には心停止に伴わないものもある（表）ため，救急救命士は頸動脈の脈拍を直接確認すべきである。

4. 高度の脳機能障害を意味し，頭部外傷，脳卒中，中毒などでは心停止でなくても観察される。

5. 心室細動は心停止の一種である。総頸動脈の脈拍がないことを同時に確認する。

解答　5

表　異常な呼吸の種類

呼吸パターンの異常	回数の異常：頻呼吸/徐呼吸
	深さの異常：深大性/浅表性
	チェーン・ストークス呼吸
	失調性呼吸
	死戦期呼吸：下顎呼吸，あえぎ呼吸（心停止疑い）
呼吸運動の異常	いわゆる腹式呼吸
	シーソー呼吸
	陥没呼吸
	奇異呼吸
その他	努力呼吸
	起坐呼吸

問題

Q68

血液による酸素運搬について，（　）内に入る適切な文言を選べ。

酸素の大部分は（　1　）の中にあるヘモグロビンと結合して組織に運ばれる。ヘモグロビン全体のうち酸素と結合している割合を示すのが（　2　）である。動脈血の酸素飽和度は約（　3　）％，酸素分圧は約（　4　）mmHg であり，静脈血ではそれぞれ約（　5　）％と約（　6　）mmHg になる。動脈血100mL 中に含まれる酸素は約（　7　）mL であり，その（　8　）が組織に渡される。

1．① 白血球　② 血漿　③ 赤血球

2．① 酸素分圧　② 酸素飽和度　③ 酸素含有量

3．① 98　② 80　③ 50

4．① 760　② 100　③ 60

5．① 75　② 60　③ 40

6．① 75　② 60　③ 40

7．① 20　② 10　③ 5

8．① すべて　② 約半分　③ 約1/4

解説

68

2. 血中の酸素分圧は血漿に溶け込んでいる酸素ガスの圧力，酸素含有量は血液中に含まれる酸素の量を表す。

8. 血中酸素の大部分はヘモグロビンと結合しているので，血中酸素量は酸素飽和度に比例すると考えてよい。したがって，動脈血中の酸素のうち組織に渡されるのは98％（動脈血の酸素飽和度）－75％（静脈血の酸素飽和度）＝23％，すなわち約1/4にすぎない（表）。

解　答　1 ③，2 ②，3 ①，4 ②，5 ①，6 ③，7 ①，8 ③

表　血液中の酸素と二酸化炭素に関する値

	酸素分圧 （PO_2：mmHg）	酸素飽和度 （SO_2：％）	酸素含量＊ （CO_2：mL/dL）	二酸化炭素分圧 （PCO_2：mmHg）
動脈血	100	98	20	40
静脈血	40	75	15	46

＊血液100mL中に含まれる酸素の量

問題

Q69 救急救命士の特定行為について，（　）内に入る適切な文言を下記から選べ。

2018（平成30）年12月時点で，特定行為の種類は（　1　）である。心停止かつ呼吸停止の傷病者を対象とするのは（　2　）のみである。心拍も呼吸もある傷病者に行うのは（　3　）と（　4　）である。これらは（　2　）と同じく，概ね15歳以上の傷病者を対象とする。（　5　）は，概ね8歳以上に行う。

① 5つ　② 6つ　③ 7つ　④ 除細動　⑤ 気管挿管
⑥ 血糖値の測定　⑦ ショックに対する輸液　⑧ 静脈確保のための輸液
⑨ 器具を使った気道確保　⑩ アドレナリンの静脈内投与
⑪ 声門上気道デバイスを使った気道確保　⑫ ブドウ糖溶液の投与

解説

A-69

1. 器具を使った気道確保（気管挿管を含む），静脈路確保のための輸液，アドレナリンの静脈内投与に，ショックに対する輸液（圧挫症候群に対する輸液を含む）およびブドウ糖溶液の投与が2014（平成26）年4月に追加され，5つとなった（図）。

2. 器具を使った気道確保のうち，気管挿管は心停止かつ呼吸停止の傷病者に行われ，気管挿管以外は心停止，呼吸停止の少なくとも一方があれば適応となる。

解　答　1 ①, 2 ⑤, 3 ⑦, 4 ⑫, 5 ⑩

（3と4は順不同で可）

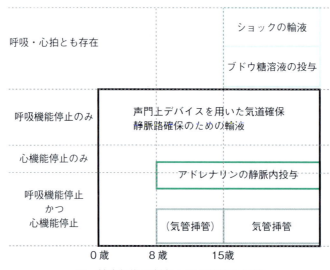

図　特定行為の対象となる状態と年齢

Q70 ショックに対する輸液を考慮すべき傷病者はどれか。

1．30歳くらい，左前胸部に刺創，血圧70mmHg，外頸静脈怒張

2．75歳，前日からの腹痛，腹部に膨満と強い圧痛，腸雑音消失，血圧80/50mmHg

3．10歳，給食後に気分不良，皮膚紅潮，口唇・眼瞼の腫脹，喘鳴，血圧76mmHg

4．70歳，20分以上続く胸痛，顔面蒼白，冷汗，期外収縮頻発，血圧78/50mmHg

5．56歳，大量の吐血，血圧80/56mmHg，肝硬変の既往あり

解説

▲70

1. 心臓の刺創による心タンポナーデが疑われ，搬送を優先する。血胸の可能性もあるため，可能であれば搬送途上の救急自動車内で輸液を行う。

2. 原因疾患はわからないが汎発性腹膜炎が疑われる。循環血液量減少性ショックまたは敗血症性ショックと判断し，輸液を考慮する。

3. 食物アレルギーによるアナフィラキシーショックを疑う。本人に処方されたエピペン®があれば投与する。なお，15歳未満は輸液の適応外である。

4. 急性心筋梗塞による心原性ショックが疑われるため，輸液の適応外である。

5. 食道静脈瘤または消化性潰瘍からの出血による出血性ショックを疑う。循環血液量減少性ショックのため輸液を考慮する。

ショックに対する輸液はメディカルコントロールに従う。ショックに対する輸液の適応判断時に参考となる所見を表に示す。

解答　(1)，2，5

表　ショックに対する輸液の適応を判断するとき参考となる所見

適応らしい所見	適応らしくない所見
・多量の外出血/内出血 ・外頸静脈虚脱 ・皮膚の発赤/熱感/蕁麻疹 ・皮膚・粘膜の乾燥	・胸痛/胸内苦悶/呼吸困難 ・不整脈

Q71 救急病院について正しいのを選べ。

1. 医療法で定められている。

2. 救急隊による傷病者搬送に対応する病院である。

3. 都道府県知事の認可を必要とする。

4. CTスキャン装置の設備がある。

5. 1年ごとの更新を必要とする。

解説

A 71

1. 救急病院（救急指定病院，救急告示病院などと呼ばれてきた）については厚生労働省省令で定められている．

2. 消防法に定められた救急業務に対応するためにできた経緯がある．

3. 救急患者の受け入れに協力する意思のある医療機関が，都道府県知事に申請して認可されるものである（図）．

4. X線装置，心電計などの設備が要件になっているが，CTスキャン装置については記載がない．ただし「その他救急医療に必要な設備」として解釈できないことはない．都道府県ごとに検討されるものと思われる．

5. 3年ごとに更新される．

解　答　2，3，(4)

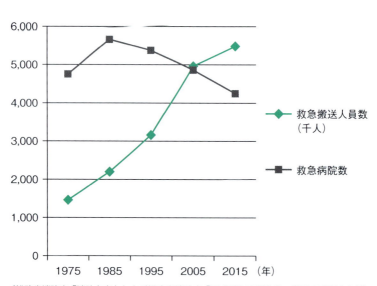

（総務省消防庁「消防白書」および総務省消防庁「平成29年度版救急・救助の現況」より）

図　救急搬送人員数と救急病院数の推移
救急病院の数は最近減少している

問題

Q72 腹部臓器損傷について述べた文である。（　　）内に入る適切な文言を選べ。

肝臓，（　1　）などの腹腔内実質臓器損傷では，主に（　2　）が問題となる。腎臓などの（　3　）実質臓器損傷では（　4　）を生じる。これらに対して，胃，腸管などの管腔臓器の損傷では（　5　）が問題となる。いずれも腹部の観察のみでは判断が難しいことがあり，受傷機転や強い腹痛などの自覚症状も参考にする。

1．①脾臓　　　②胆嚢　　　③膵臓

2．①大量出血　②腸閉塞　　③腹膜炎

3．①胸腔内　　②後腹膜　　③骨盤内

4．①腹腔内出血　②後腹膜出血　③腹膜炎

5．①腹腔内出血　②後腹膜出血　③腹膜炎

解説

A72

1．2．実質臓器には血管が豊富であり，損傷すれば出血が問題となる。

3．4．腹膜で囲まれたスペースに出血すれば腹腔内出血（図A），腹膜の後ろのスペースに出血すれば後腹膜出血となる（図B）。

5．消化管の内容には細菌が多く，損傷で穿孔を生じれば腹膜炎を生じる。

解　答　1①，2①，3②，4②，5③

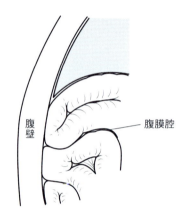
a：正常の腹膜腔
正常の腹膜腔にはほとんどスペースがない

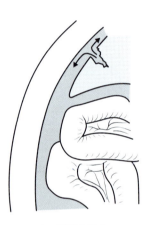
b：腹腔内出血
腹膜腔に出血する

図A　腹腔内出血

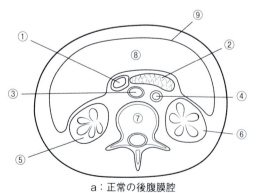
a：正常の後腹膜腔
①十二指腸　②膵臓　③下大静脈　④腹大動脈
⑤右腎　⑥左腎　⑦腰椎　⑧腹腔内臓器のあるスペース
⑨壁側腹膜

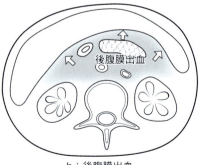
b：後腹膜出血
腹膜の後ろのスペースに出血する

図B　後腹膜出血

問題

Q73 循環の生理について正しいのはどれか。

1．全身の血管が収縮すると血圧が下がる。

2．胸腔内圧が上がると，心拍出量は増える。

3．循環血液量は1分間当たりの心拍出量にほぼ等しい。

4．心拍出量は心拍数にかかわらず一定である。

5．脈圧は1回拍出量をある程度反映する。

6．平均血圧とは収縮期血圧と拡張期血圧を足して2で割ったものである。

解説

A73

1. 収縮した（細くなった）血管に同じ量の血液を押し込むと、圧力（血圧）は上がる。

2. 胸腔内圧が上がると、右心房圧も上がるため、静脈圧と右心房圧の差が減って心臓に血液が戻りにくくなる。その結果、次に心臓から打ち出される血液量（心拍出量）も減る。

3. 循環血液量は成人で約5Lであり、安静時の心拍出量も毎分約5Lであるため、血液は1分間で身体を1周する計算になる。

4. 1回の収縮で心臓から送り出される血液の量に、心拍数（/分）を掛けたものが心拍出量（/分）となる。つまり心拍数が増えると心拍出量は増加する。

5. 脈圧は収縮期血圧と拡張期血圧の差であり、1回拍出量に大きく影響される。1回拍出量は脈拍の充実度からも大まかに推測することができる。

6. 平均血圧（平均動脈圧）は、拡張期血圧に脈圧の1/3を加えて求める。例えば、収縮期血圧130mmHg、拡張期血圧85mmHgの平均血圧は100mmHgである（図）。

解答　3, 5

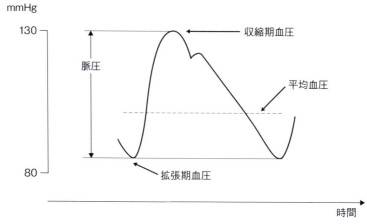

図　血圧の1回の心拍での変動を示す曲線

Q74 広範囲熱傷について正しいのはどれか。

1．深い熱傷創ほど痛みが強い。

2．創の深さは受傷の瞬間に決定される。

3．意識障害の原因となる。

4．受傷後急速にショックに陥る。

5．年齢は重症度に大きく影響する。

解説

▲74

1. 皮膚全層の熱傷（Ⅲ度熱傷）では，痛みを感じる神経終末が破壊されて無痛となる（図）。

2. 皮膚の循環が悪ければ，傷害された皮膚組織が虚血のため時間が経ってから壊死に陥る。

3. 皮膚の熱傷のみで意識障害をきたすことはない。熱傷の意識障害では一酸化炭素中毒など他の原因を疑う。

4. 血漿成分が血管外に漏れ続けて循環血液量減少性ショックに陥るが，数時間以上経ってからである。

5. 受傷面積，創の深さだけでなく年齢も，熱傷の予後を大きく左右する。

解　答　5

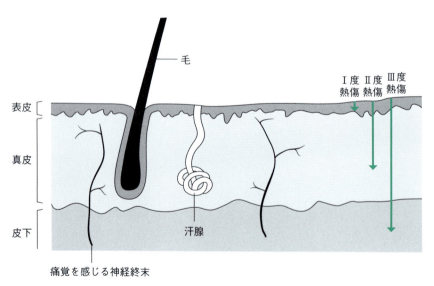

図　熱傷の深度

問題

Q75 在宅医療中の傷病者に発生するトラブルへの対応について書いたものである。それぞれの（　）内に適切なものを下記より1つ選べ。

永久気管瘻は喉頭切除後に（　1　）の断端を前頸部皮膚に縫い付けたもので，上気道は（　2　）いる。永久気管瘻が造設された傷病者の呼吸停止に対しては（　3　）人工呼吸を行う。中心静脈栄養のカテーテルの先端は（　4　）内にあり，途中まで抜けているときは（　5　）する。完全に抜けてしまっているときは，刺入部を圧迫止血したのち（　6　）する。

1. ① 食道　　② 咽頭　　③ 気管

2. ① 開存して　　② 閉鎖されて　　③ 経路を変更されて

3. ① 顔にマスクを当てて　　② 気管挿管を行って
   ③ 永久気管口にマスクを当てて

4. ① 末梢静脈　　② 上大静脈　　③ 右心房

5. ① 元の深さまで再挿入　　② 完全に抜去　　③ そのまま搬送

6. ① カテーテルを消毒して再挿入
   ② 静脈路を確保して輸液バッグを接続
   ③ カテーテルを医療機関に持参

解 説

A 75

通常の気管切開と永久気管瘻を図Aに，中心静脈カテーテルの位置を図Bに示す。

解　答　1 ③, 2 ②, 3 ③, 4 ②, 5 ③, 6 ③

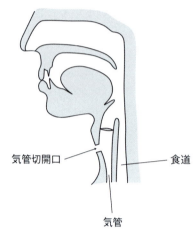
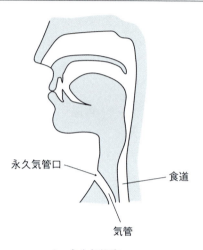

a：通常の気管切開
気管切開口があること以外は
通常の気道である

b：永久気管瘻
喉頭は切除され，気管の断端
が前頸部に開口している

図A　通常の気管切開と永久気管瘻

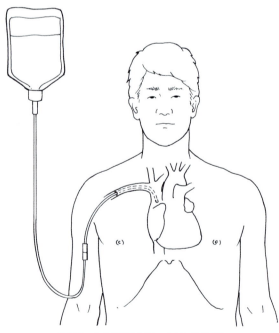

図B　中心静脈カテーテルの位置
先端は上大静脈内にある

問題

Q76 脊髄の構造について正しいのはどれか。

1．延髄に続いている。

2．反射の中枢がある。

3．太さは約3cmである。

4．椎体の前（腹側）を走る。

5．下端は仙骨部にある。

6．枝は末梢神経となる。

解説

A76

1. 脊髄は脳幹下部の延髄に続き，両者に明確な境界はない。

2. 脳と末梢を結ぶ運動神経，感覚神経，自律神経の線維が走るだけでなく，膝蓋腱反射に代表される脊髄反射の中枢がある。

3. 太さ約1cm，長さ約40cmの紐状の構造である。

4. 椎体の後方（背側）にある脊柱管を通り，骨で厳重に保護されている。

5. 下端は第1ないし第2腰椎の高さ（臍の裏側より少し上）にある（図）。

6. 脊髄からは31対の枝（脊髄神経）が分かれ，末梢神経となって頸部から下に広く分布する。

解答　1, 2, 6

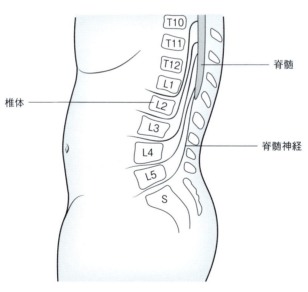

図　下部脊髄の位置
脊髄は椎体の後ろを通り，その下端は第1，第2腰椎あたりである
T：胸椎，L：腰椎，S：仙骨

問題

Q77 受傷直後の四肢外傷で，緊急度が高いことを示す所見はどれか。

1．骨折部より遠位が蒼白で脈を触れない。

2．受傷部の末梢がしびれている。

3．受傷部の痛みが激しい。

4．骨折部の付近に開放創がある。

5．長管骨がはっきり変形している。

解説

▲77

四肢外傷は，大量出血を伴わないかぎり生命に影響しないが，太い動脈の損傷では緊急の処置が必要である。このほか，開放骨折，脱臼にも緊急性がある。コンパートメント症候群やある種の創感染にも緊急性はあるが，受傷直後にはみられない。

1. 動脈が損傷または屈曲して阻血を生じている。外出血や内出血がなくても動脈が損傷されていることがある（図）。

2. 末梢部のしびれ（感覚の異常）は神経損傷を思わせる。すでに損傷が完成したものは緊急性がないが，骨片によって神経が圧迫されている場合は早期の処置が必要である。

3. 痛みの訴えには個人差があり，これだけで緊急度が高いとはいえない。

4. 近くに創があれば，骨折端が露出していなくても開放骨折を疑う必要がある。

5. 通常の非開放骨折（皮下骨折）の所見であり，これだけで緊急性はない。

解答 1, 2, 4

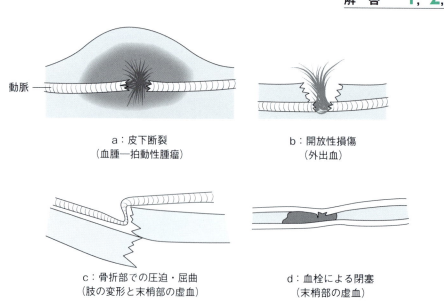

図　四肢の外傷における動脈損傷

Q78 分娩介助で緊急の処置が必要な状態はどれか。

1．娩出中の児の首に臍帯が緩く巻きついている。

2．児頭の娩出後に児の身体の向きが変わった。

3．出生後1分の時点で児が啼泣しない。

4．児の娩出後1分経っても胎盤が娩出されない。

5．胎盤の娩出後に赤黒い血液が間欠的に出てくる。

解説

A78

1. 臍帯巻絡といい，高頻度にみられる。多くは緩い巻絡であり，とくに害はないため特別な処置は不要である。

2. 児の身体は，産道の形に沿って何度か回旋する（向きを変える）。児頭は顔を母体の背中側に向けて娩出されることが多く，体幹娩出中の回旋で児の身体は右または左を向く。

3. 大部分の新生児は出生後10～30秒の間に啼泣して呼吸を始める。娩出後に泣かなければ，足の裏や背中をこする，気道を吸引するなどの刺激を与え，それでも呼吸しないときには人工呼吸を行う。人工呼吸は出生後遅くとも1分以内に開始する。

4. 児の娩出後，陣痛はいったん治まる。その後再び陣痛が出現し，10～15分程度で胎盤が娩出される。

5. 正常分娩でもある程度の出血をみるが，500mL以上の出血は異常である。記載のような出血では弛緩出血（図）の疑いがあり，緊急の処置が必要である。

解 答　**3, 5**

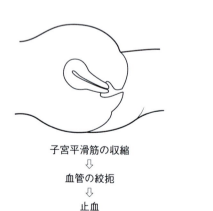

a：正常な子宮の収縮　　　b：弛緩出血

図　分娩後の弛緩出血

問題

Q79 上気道の構造で正しいのはどれか。

1. 気管は喉頭の下に続く。

2. 鼻腔と口腔は後方でつながっている。

3. 喉頭蓋は喉頭の入口にある。

4. 喉頭は食物の通り道でもある。

5. 上気道でもっとも広くなるのは声門である。

6. 咽頭は喉頭よりも前方にある。

解説

▲79

1. 喉頭の下端は輪状軟骨であり，その下に気管が続く。

2. 鼻腔と口腔とは口蓋で仕切られる。口蓋は途中までしかなく，奥で鼻腔と口腔はつながっている。

3. 喉頭は気管の入口を守る箱状の構造である。喉頭蓋は喉頭の上端にある蓋で，嚥下時などに閉じて空気以外のものが喉頭より下に入るのを防ぐ。

4. 咽頭には吸気・呼気と飲食物の両方が通るが，喉頭は吸気・呼気しか通さない。空気と飲食物の通路が交差しているために，誤嚥や窒息が起こりやすい。

5. 成人の上気道は声門でもっとも狭くなる。小児では声門のすぐ下が一番狭い。

6. 咽頭は鼻腔，口腔，喉頭の後ろにある，縦に細長いスペースである。喉頭が前方にあるため，頸部でも気管が食道の前に位置することになる。

上気道の概念図，および喉頭の模式図を示す（図）。

解答　1, 2, 3

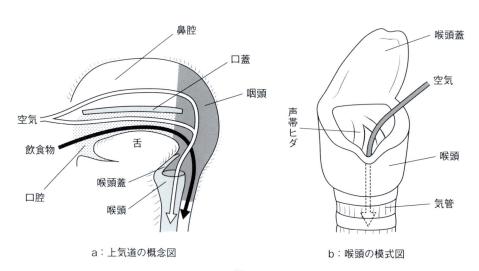

a：上気道の概念図　　b：喉頭の模式図

図

問 題

Q80 脈拍の観察所見で緊急度または重症度が高いと考えられるのはどれか。

1．脈拍数が1分間に110回である。

2．脈拍数が1分間に40回である。

3．脈拍の間隔がまったくばらばらである。

4．概ね規則的であるが，1分間に数回不規則に脈が抜ける。

5．規則的であるが強い脈と弱い脈を交互に触れる。

6．意識は正常であるが脈拍を触れにくい。

解 説

A 80

脈拍数100回/分以上を頻脈，60回/分以下を徐脈と呼ぶ。脈拍の異常が観察されたら，心電図も確認すべきである（表）。

1．救急振興財団の基準では，脈拍数120回/分以上を重症以上と判断する。概ね150回/分以上では，脈拍数の増加自体で循環動態の悪化をみることがある。

2．救急振興財団の基準では，脈拍数50回/分未満を重症以上としている。極端な徐脈ではショックや心停止の危険がある。

3．脈拍の間隔にまったく規則性がない（絶対不整）のは心房細動の特徴である。通常はとくに危険な不整脈ではない。

4．期外収縮を思わせる所見である。他に症状がなければ緊急性に乏しい。ただし急性心筋梗塞の発症後早期では危険である。

5．交互脈という。重篤な心不全でみられることがあり，緊急度が高いと考えたほうがよい。

6．脳血流は血圧低下時にも保たれやすいので，意識があるからといって安全とはいえない。血圧の確認が必要である。上肢の循環障害も考えられるため，他の肢でも観察してみる。

解 答　2, 5, (6)

表　脈拍の性状からみた緊急度・重症度

緊急度・重症度が高い	緊急度・重症度が低い
・高度の頻脈 ・高度の徐脈 ・微弱な脈 ・急激な胸痛に伴う不整脈 ・規則正しいが強弱交互に触れる脈 ・吸気時に触れにくくなる脈	・無症状で散発する脈の脱落 ・まったく規則性のない脈

問題

Q81 肺の解剖について正しいのはどれか。

1. 下端は前（前胸部）よりも後ろ（背部）で低い。

2. 左右の肺は接している。

3. 血管と気管支は肺門から出入りする。

4. 表面は胸壁と癒着している。

5. 容積の大部分は肺胞で占められる。

解説

▲81

1. 胸郭や横隔膜の形からわかるように，肺の下端は背部で低くなっている（図a）。

2. 左右の肺は，心臓，大血管，気管，食道などを含む縦隔によって隔てられる。

3. 臓器に血管等が出入りする部分を門といい，肺門は内側中央にある（図b）。

4. 肺の表面と胸壁の最内層は，ともに滑らかな胸膜で覆われ，呼吸運動に際して肺の表面が滑って動きやすくなっている。

5. 無数の肺胞が肺の大部分を占めるため，肺は軽く軟らかい。

解 答　1, 3, 5

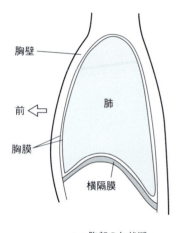

a：胸部の矢状断

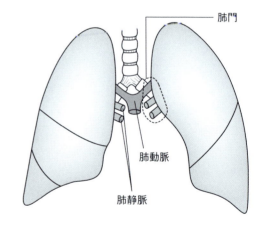

b：肺門の動静脈

図

問 題

Q82 小児の生理学的な特徴で正しいのはどれか。

1．呼吸系の予備能が大きい。

2．循環系の予備能が大きい。

3．気道閉塞を起こしやすい。

4．体温を保ちにくい。

5．痙攣を起こしやすい。

解 説

A-82

臨床医学では一般に15歳未満を小児という。

1．小児は元気なので呼吸系にも余裕があると誤解しやすいが，実際には予備能が小さく（余裕がなく），短時間の呼吸停止でも危機的となり得る。

2．循環系についても同様である。種々の原因で徐脈に陥れば，心停止は切迫している。

3．舌が相対的に大きいため気道を塞ぎやすい。また気道が細く，気道粘膜の浮腫で容易に狭窄をきたす（図）。

4．体重の割に体表面積が大きく，体温維持の力も弱いので，処置の際に低体温になりやすい。幼少児ほど顕著であり，新生児ではごく短い間に低体温に陥る。

5．脳が未熟で神経細胞が興奮しやすいため，痙攣を起こしやすい。

解 答　3, 4, 5

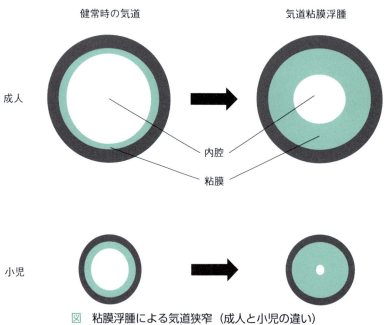

図　粘膜浮腫による気道狭窄（成人と小児の違い）

問題

Q83 処置中に直接手指で触れてはならないのはどれか。

1. 気管チューブのカフ

2. 喉頭鏡のブレード

3. 三方活栓のコック

4. 静脈留置針の先端

5. 輸液バッグのゴム栓

解説

A 83

1. 下気道は無菌のため，気管チューブの中央付近よりも先には手指等で触れない。

2. 雑菌の常在する口腔粘膜に接触しながら挿入するため，触れても差し支えない。

3. コックは中を流れる製剤に接することがないため，直接手指で操作できる。

4. 透明なテフロンの部分は静脈内に留置されるため，触れてはならない。

5. この部分には手指で触れない。また，シール除去後にアルコールで消毒することが勧められている。

処置中に直接手指で触れてはならない部分を図に示す。

解 答　1, 4, 5

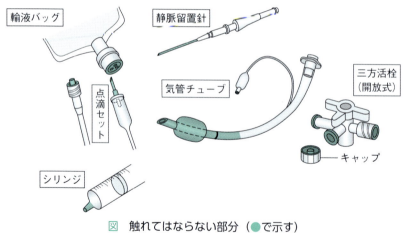

図　触れてはならない部分（●で示す）

問題

Q84 事例の概要と，緊急度・重症度の組み合わせで正しいのはどれか。

ただし，◎ 非常に高い　○ 高い　△ やや高い　× 低い とする。

	緊急度	重症度
1．肩より下が熱湯に浸かった40歳の男性	◎	○
2．肉塊を咽頭に詰めて苦しがる75歳の男性	◎	×
3．下腿の開放骨折を負った36歳の男性	×	◎
4．横断性下部胸髄損傷の45歳の女性	◎	△
5．車にはねられてショック状態の40歳の男性	◎	◎

解説

A 84

緊急度とは「救命のための対応がどのくらい急がれるか」を示し，重症度とは「（標準的な対応が行われた場合）生命予後，機能予後がどのくらい悪いか」を示す（図）。

1．広範囲熱傷であり重症度は高いが，気道熱傷がなければ緊急度はそれほど高くない。

2．緊急度は非常に高いが，咽頭（いんとう）の肉塊であれば迅速に除去が可能と考えられるため，心停止前であれば重症度は高くない。

3．処置は数時間以内に行えばよいので，緊急度はそれほど高くはない。治療期間は数カ月に及ぶであろうが，生命への危険は少ないので重症度もあまり高くない。

4．胸髄下部での脊髄（せきずい）損傷は，対麻痺という大きな障害を残すため重症度は高い。呼吸や循環への影響は小さいため，緊急度はそれほど高くない。

5．外傷後のショックはすべて緊急度が高く，かつ重症と考えるべきである。

解　答　**2, 5**

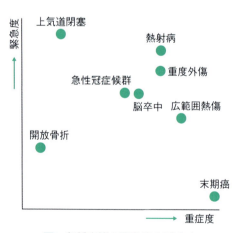

図　各種病態の緊急度と重症度

Q85 救急救命士の行う静脈路確保で正しいのはどれか。

1．対象となるのはすべて心肺機能停止の傷病者である。

2．すべて医師の具体的指示下に行う。

3．通常は上肢の静脈を使用する。

4．静脈路確保のためには輸液製剤の点滴が必要である。

5．静脈留置針は18G以上のものを用いる。

解説

▲85

1. ショックまたは圧挫症候群に対する輸液およびブドウ糖溶液投与のための静脈路確保は，バイタルサインのある傷病者に行われる。

2. すべて特定行為であり具体的指示が必要である。

3. 上肢のほか，下肢（大伏在静脈，足背静脈）も用いることができるが，通常は上肢の静脈が選択される（図）。

4. アドレナリンやブドウ糖溶液の投与も行われる。

5. 静脈留置針の太さに決まりはない。ショックや圧挫症候群で急速輸液が必要なときは，なるべく太いものが望ましい。

解　答　**2, 3, 4**

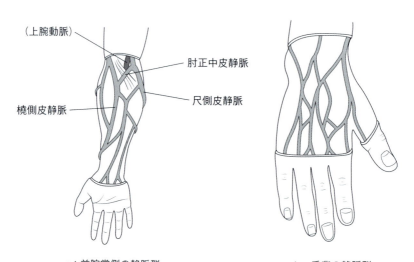

a：前腕掌側の静脈群　　　　　　b：手背の静脈群
図　静脈路確保に用いる静脈（静脈の位置には個人差がある）

問題

Q86
成人男性の体液について，（ ）内に適切な文言を以下より選べ。

細胞内液は体重の（ 1 ）%，細胞外液は（ 2 ）%を占める。細胞外液は（ 3 ）と血漿からなり，それぞれ体重の（ 4 ）%と（ 5 ）%を占める。細胞外液の主な陽イオンは（ 6 ）で，細胞内液の主な陽イオンはカリウムである。（ 3 ）と血漿の組成は近いが，血漿中には（ 7 ）がはるかに多い点で異なる。循環血液量は体重の約（ 8 ）%であり，体重60kgの場合は約（ 9 ）Lとなる。

1．① 40 ② 30 ③ 20

2．① 40 ② 30 ③ 20

3．① 間質液 ② 消化液 ③ 血清

4．① 30 ② 15 ③ 5

5．① 30 ② 15 ③ 5

6．① ナトリウム ② 塩素 ③ 炭酸水素（重炭酸）

7．① グルコース ② 蛋白質 ③ リン酸

8．① 15 ② 8 ③ 3

9．① 10 ② 8 ③ 5

解　説

A86

体液の電解質組成を図に示した。

解　答　1 ①, 2 ③, 3 ①, 4 ②, 5 ③, 6 ①, 7 ②, 8 ②, 9 ③

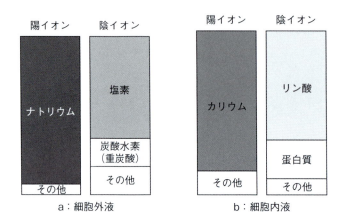

図　体液の電解質組成

細胞外液, 細胞内液とも陽イオンの総量と陰イオンの総量は等しい。陽イオンとしては細胞外液にはナトリウムが, 細胞内液にはカリウムが多い

応用問題

問題

Q87 58歳の独居女性。自宅で頭痛が出現したので自分で救急要請した。
救急隊到着時観察所見：右を下にして横臥しており，嘔吐の跡がある。開眼し簡単な会話が可能である。呼吸数14回/分。脈拍数52回/分，整。血圧172/96mmHg。SpO_2値95％（空気呼吸）。体温36.9℃。

1 病歴聴取について適切な方針はどれか。

1. 身体観察の後で行う。
2. 近所の人を探して普段の状況を確認する。
3. 頭痛の性状について質問する。
4. 氏名と生年月日を尋ねる。
5. 安静を保つために話しかけないようにする。

2 病院選定の方針について述べよ。

解　説

A87

[1]
1. 先に病歴聴取を行ったほうが，身体観察のポイントを絞りやすく傷病者の抵抗感も少ない。
2. 問診による聴取が期待できるため，その必要はあまりない。
3. 緊急度・重症度の判断に重要である。突然の発症（発症時に何をしていたかが言える）または初めての激しい頭痛は，緊急度・重症度が高い。
4. 氏名と生年月日は本人と不可分の情報であり，とくに生年月日は一生変化しない。これらを言えないときには意識状態に問題がある。
5. 問診によって生じるかも知れないリスク（血圧上昇による再出血など）があったとしても，搬送先の選定に必要な情報として，最小限の問診が必要である。

解　答　　**3，4**

[2]
①突然の激しい頭痛の場合，緊急手術の可能な脳神経外科のある高次医療施設（想定される疾患：くも膜下出血，小脳出血など）
②神経学的異常（片麻痺，運動失調，構音障害）があれば，脳卒中の診療を行う高次医療施設（想定される疾患：脳出血，脳梗塞など）
③現場の状況から不完全燃焼が疑われ，頭痛と嘔吐以外に症状のないときは，集中治療の可能な高次医療施設（想定される疾患：一酸化炭素中毒）
④意識清明で神経学的異常がなく，眼症状（一側の眼痛，散瞳，視力低下，結膜の充血）を伴うときは，眼科のある総合病院（想定される疾患：急性緑内障発作）
⑤そのほか特徴的な所見がないときは，できれば総合病院の救急部へ

解　答　　解説参照

緊急度の高い頭痛には表に示したようなものがある。

表　緊急度の高い頭痛

●突然発症した頭痛
●初めての激しい頭痛
●数時間〜数日で増悪してきた強い頭痛
●以下のいずれかを伴う頭痛
　・意識障害
　・神経学的異常（瞳孔不同，片麻痺，運動失調など）
　・血圧の高度上昇

問題

Q88

45歳の男性。昨日から咽喉の痛みが強く，悪寒・戦慄と倦怠感を覚えていた。今日になって呼吸が苦しくなり，しだいに増悪してきたため，夜間に家人が救急要請した。気管支喘息で近医（二次医療機関内科）にて通院治療中である。

救急隊到着時観察所見：椅子に腰かけ，両手を膝について苦しそうに喘いでいる。流涎あり。呼吸数36回/分で浅く，吸気性喘鳴を伴う。吸気時に鎖骨上窩が陥凹している。脈拍数126回/分。血圧140/90mmHg。SpO₂値85%（フェイスマスク，酸素3L/分）。体温39.1℃。かろうじて会話ができる。

1. 行うべきことはどれか。
   1. 舌圧子を用いた咽頭の観察
   2. 仰臥位への体位変換
   3. 高濃度酸素投与
   4. バッグ・バルブ・マスクによる補助換気
   5. 咽頭の吸引
   6. 用手的気道確保

2. 搬送中に呼吸停止に陥った場合の対応について述べよ。

解 説

A 88

急性の呼吸困難であり，喘鳴と起坐呼吸（三脚位という：図）を認める。既往歴から気管支喘息の発作とも思われるが，それでは咽頭痛，流涎（りゅうぜん），悪寒・高熱，吸気性喘鳴などの説明がつかない。上気道狭窄症状と強い感染所見からは急性喉頭蓋炎の疑いがある。

---

[1] 1．咽頭（いんとう）への刺激で，かろうじて開存していた気道が完全に閉塞するおそれがある。
2．原因が何であれ，起坐呼吸の傷病者を仰臥させることは危険である。
3．気道狭窄のために換気量が不十分と考えられ，吸入気酸素濃度の増加でSpO₂値の改善が期待できる。
4．浅く速い呼吸に合わせて補助換気を行うのは難しい。ただし，呼吸停止が切迫すれば補助換気を行う。
5．咽頭反射を誘発して気道閉塞を招きかねない。
6．下顎を持ち上げる（起坐位では前方に押し出す）ことによって，喉頭蓋（こうとうがい）と咽頭後壁（こうへき）との間隔を少しでも確保する。

解 答　**3，6**

[2] ①まず仰臥位に変換する。
②酸素濃度を最大限に上げてバッグ・バルブ・マスク人工呼吸を行う。陽圧呼吸により若干の換気が生じる可能性がある。
③声門上気道デバイスの使用については医師の指示に従う。
④心停止に陥った場合は，喉頭鏡で喉頭入口部を観察し，声門が見えれば気管挿管を考慮する。
⑤1分でも早い病院搬入を心がける。

解 答　**解説参照**

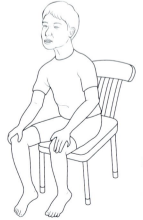

図　三脚位
上半身をやや前傾して両手で支え，開口して顎を突き出す。上気道狭窄の所見である。写真撮影などに使う三脚を立てたときの格好に似るため，こう呼ばれる

問 題

Q89

70代の男性。夜間に道路を横断していて軽乗用車にはねられた。
救急隊到着時観察所見：呼びかけに返事がない。呼吸は遅く深い。脈拍はしっかり触れ，呼吸音は清で左右差はない。頭頂部に挫創と若干の外出血がある。胸部，腹部，骨盤に創傷，変形，腫脹，動揺，皮下気腫を認めない。左下腿に変形と開放創を認めるが外出血は少量である。

[1] 生命にかかわる重大な損傷が生じている可能性が高い部位は以下のどれか。

1. 頭部
2. 脊髄
3. 胸部
4. 腹部
5. 骨盤
6. 四肢

[2] [1]の判断を確認するために必要な観察項目を述べよ。

[3] 車内での観察の結果：意識レベル JCS 100。呼吸数12回/分。脈拍数70回/分。血圧146/90mmHg。SpO_2値99％（酸素10L/分）。搬送中とくに注意すべき点は何か。またそのために何をすべきか。

解 説

▲89

① 1. 重症のショックや呼吸不全でも意識障害をきたすが，呼吸・循環の状態からは考えにくい。頭部の挫創と併せて頭蓋内損傷が疑われる。
2. 脊髄損傷があるかもしれないが，四肢の動きが不明のため判断できない。いずれにせよ呼吸と循環は保たれているので，差し迫った生命の脅威とはならない。
3．5．胸部と骨盤については体表面からの観察でかなり判断できる。本例では正常呼吸音と局所所見からみて，重大な損傷を疑う理由はない。
4. 腹部臓器の損傷は体表面からの観察では判断しにくい。とくに本例のように意識障害を合併しているときには難しいが，バイタルサインから考えて少なくとも大量の腹腔内出血は否定的である。
6. 四肢では左下腿の開放骨折を認めるが，活動性出血もなく生命への脅威はない。

解 答　**1**

② 頭部外傷による意識障害では，意識レベル，瞳孔，四肢の動きの3つが基本的な観察事項である。瞳孔不同があれば脳ヘルニアの疑いがあり，緊急度はきわめて高くなる（図）。
本例では，腹壁の緊張（腹膜刺激症状）や腸雑音を観察してもあまり意味がない。重症頭部外傷の急性期には脊髄反射が消失するため腹膜刺激症状が出ず，また腹部臓器損傷がなくても腸管運動が低下して腸雑音が減弱するからである。
左下腿の開放骨折については，搬送途上で足背動脈の拍動を調べてもよい。骨折部以下の運動や知覚は意識がないため評価できない。

解 答　解説参照

③ バイタルサイン等の結果から，当初の判断が妥当であったとわかる。本例における搬送中の重大な関心事は，①腹部などへの**隠れた出血の進行**，②**脳ヘルニア所見の出現または進行**（図），③**嘔吐による誤嚥・窒息**である。これらに対しては，意識レベル，バイタルサイン，瞳孔の観察を頻回に行い，吐物除去用資器材一式（吸引器，ヤンカー吸引管，ガーゼ，膿盆）を準備しておく。嘔吐したときは，全身固定のまま横に向けて素早く口腔内の吐物を除去する。

解 答　解説参照

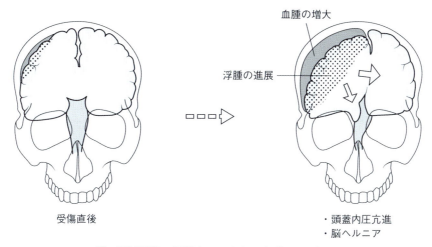

図　頭部外傷の経過中にみられる意識レベル低下

コラム　自転車用ヘルメット

　自転車死亡事故の多くで頭部外傷が死因となっている。道路交通法では，13歳未満の子どもが自転車に乗る際に，保護者は子どもにヘルメットをかぶらせるよう努めなければならないと定めている。条例で成人にも着用の努力義務を定める自治体もあるが，着用しない人が多い。自転車用ヘルメットの着用義務化に反対する理由は，「効果に疑問がある」「格好が悪い」「わずらわしい」「費用がかかる」などである。米国ではオートバイ用ヘルメットの着用義務化に関しても同様の議論がある。自転車用ヘルメットは軽量で風通しもよく，シートベルトと同じで慣れれば違和感はない。

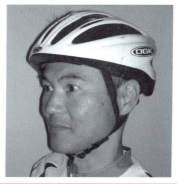

自転車用ヘルメット

コラム　誤嚥と誤飲

　高齢者を中心に誤嚥性肺炎が増加している。

　「嚥下」という言葉があるがこれはいうまでもなく，食物などを咽頭から食道に送り込むことである。嚥とは漢和辞典でも「飲み込むこと」とある。一方，「誤嚥」とは食物，分泌物，異物などが気道内に入ることである。誤って嚥下することではない。

　では食べてはならないものを飲み込んだときはどう言うか。子どもがたばこを飲み込んだときなどであり，これを「誤飲」ということは一般辞書にも記されている。

　「誤嚥」と「誤飲」は医学用語としてもしばしば混同がみられる。また誤嚥性肺炎が誤って嚥下性肺炎と呼ばれることもある。誤嚥性肺炎は英語では aspiration pneumonia と呼ばれ，直訳すれば吸引性肺炎である。

コラム　在宅療法とは

　従来から救急隊員の行う応急処置の基準の中に含まれていたが，救急救命士による救急救命処置の範囲にも「特定在宅療法継続中の傷病者の処置の維持」が含まれている。

　在宅療法の言葉は医療を強調するときは在宅医療とも呼ばれる。高齢者が増加し在宅療法をしている患者が増加してきている現在，そのような患者からの救急要請が急増していることであろう。

　在宅医療は医療の提供が医療機関（病院，診療所）から地域，家庭に拡大したものと解釈できる。担い手の違いから分類すると，在宅診療（訪問診療や往診），訪問看護，訪問歯科診療，訪問リハビリテーションなどがある。健康保険法の改正を経て，そのほとんどに健康保険が適用されている。慢性疾患や高齢者人口の増加を背景に，病院死亡の人を在宅死亡に移行し，医療機関（とくに病院）の効率的活用を促し，増えつづける医療費を削減するために国を挙げて推奨されているものである。

　専用の医療機器を用いるものとしては，腹膜灌流，酸素療法，人工呼吸療法，中心静脈栄養や経管栄養，気管切開，人工肛門などがあり，それぞれ担当医によって指導管理されているはずである。在宅療法中の傷病者から救急要請を受けた場合には，それらの在宅療法にかかわるトラブルであるのか，それとは無関係な傷病なのかを迅速に判断して，必要な対応処置を行うとともに搬送先医療機関を的確に選択しなければならない。

　その一方で，介護保険制度の普及に伴って介護関連施設（介護老人保健施設や特別養護老人ホーム）が各所にできており，それらの入所者からの救急要請も増加している。高齢者特有の傷病―誤嚥性肺炎や窒息，転倒外傷など―に対する救急活動が社会的問題になる。

6歳の男児。プールの底に沈んでいるところを発見された。直ちに引き上げられ，応急手当普及員の資格をもつ監視員により人工呼吸と胸骨圧迫を受けた。
救急隊到着時観察所見：呼びかけに反応がない。呼吸数6回/分，脈拍は弱く30回/分。全身の皮膚は土気色であり，冷感が著しい。水と胃内容の混じったものが口からあふれている。

直ちに行うべき観察または処置はどれか。

1. 補助換気
2. 高濃度酸素投与
3. 胸骨圧迫
4. 血圧測定
5. 体温測定
6. パルスオキシメータの装着
7. 口腔内吸引
8. 気管内吸引
9. 側臥位への変換
10. 体温管理

解説

A 90

当初は心肺停止であったものが，監視員による処置で不十分ながらバイタルサインが回復したものと考えられる。

---

1. 呼吸数6回/分は小児としては不十分である。補助換気を行って十分な換気量を確保する。
2. 溺水でもっとも深刻な問題は低酸素症であり，可能なかぎり高濃度の酸素を投与する。
3. 小児にとって脈拍数30回/分は心停止が切迫した状態である。すでに技量を有する監視員によって一次救命処置を受けていた経緯を考えると，補助換気だけでなく，直ちに胸骨圧迫を開始すべきである。
4. 血圧測定は蘇生処置が不要になってからでよい。
5. 体温も溺水傷病者の処置に必要な情報であるが，バイタルサインが回復してから測定すればよい。
6. 血圧低下と低体温で血管が収縮しているため，パルスオキシメータで信頼できる測定値は得られない。
7. 気道内の水を無理に除去する必要はないが，逆流した胃内容が気道に入ると肺炎や気道閉塞を生じるため，口腔内を吸引して逆流した胃内容を除去する。
8. 救急救命処置における気管内吸引は，気管チューブを通じて行うものに限られる。
9. 逆流した胃内容の誤嚥防止の観点からは側臥位が適するが，蘇生処置を優先すべき本例では仰臥位とする。
10. 体表面の水分を拭き取り，それ以上の体温低下を防ぐことが必要である。

溺死および溺水による死亡者数を図に示す。

解 答　1, 2, 3, 7, 10

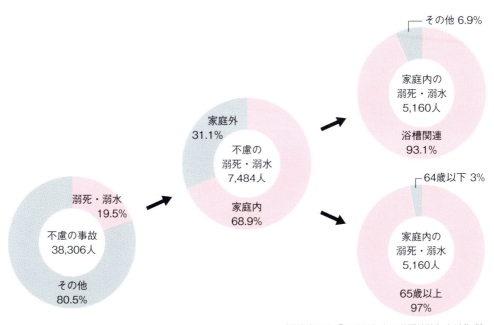

図　溺死および溺水による死亡
高齢者の浴槽での死亡が多い

（厚生労働省「平成27年人口動態統計」より作成）

| コラム | 海水溺水と淡水溺水の区別は必要か |

　かつて海水溺水と淡水溺水は大きく異なると考えられていた。海水の塩分濃度と浸透圧は体液の4倍近いため，海水溺水では体液が肺胞内に引き込まれて循環血液量が減少し，淡水溺水では逆に肺胞内の水が体液に吸収されて溶血や電解質異常をきたす，というものである。

　しかし，これらは動物実験の結果に基づいており，溺水の傷病者で実際に生じていることとは異なる。現在では，海水溺水と淡水溺水を区別する意味はないと考えられている。海水，淡水にかかわらず，溺水では呼吸障害による低酸素状態が重要であり，処置に関しても両者の間に違いはない。

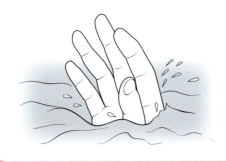

遊泳中の溺水では，静かに，いつの間にか沈むことが多いといわれる

Q91

腹膜炎らしい所見はどれか。

1. 激しい下痢を繰り返す。
2. 腹痛に背部痛を伴う。
3. 身体を折り曲げて動かない。
4. 腹壁に触れると硬い。
5. 腸雑音が増強している。

A91

1. 腹膜炎では腸管の動きが止まるため便通がない。
2. 腹膜炎に特徴的ではない（原因によっては背部痛もある）。
3. 体動で痛みが増すため，このような姿勢をとる。
4. 筋性防御（デファンス）といい，特徴的である。
5. 1．と同じ理由で腸雑音は減弱または消失する。

解 答　**3, 4**

問題

Q92

65歳の男性。会社で会議中，急に前胸部の圧迫感と呼吸困難が出現した。救急隊到着時観察所見：ソファに腰かけて肩で息をしている。顔色不良で冷汗を認める。意識 JCS 1。呼吸数32回/分。脈拍数102回/分，不整。血圧96/60mmHg（右上肢）。SpO_2値88%（リザーバ付きフェイスマスク　酸素6L/分）。両肺野に断続性ラ音を聴取する。心電図モニターの波形は図Aのようであった。

1. 呼吸困難は，呼吸系，循環系のどちらによると考えるか。理由をつけて述べよ。

2. 必要な処置はどれか。
    1. 心電図の伝送
    2. バッグ・バルブ・マスクによる補助換気
    3. ショック体位への変換
    4. 酸素流量の増量
    5. 輸液

3. 病院選定の方針について述べよ。

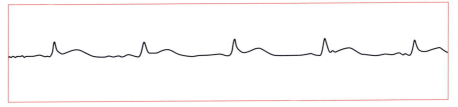

図A

解説

▲92

胸部の圧迫感，絞扼感（締めつけられる感じ），重苦しさは胸痛と同じ意味をもつ症状である。本例のように急激な胸痛，起坐呼吸，顔色不良，冷汗など，一見して重症との印象があれば，観察と処置は必要最小限にとどめ，病院搬入までの時間をなるべく短くする。

---

① 高齢男性の急激な胸痛，顔色不良，冷汗と心電図所見から，循環系疾患（なかでも急性心筋梗塞）で左心不全による肺うっ血を起こして呼吸困難を生じたのかも知れない。肺うっ血は肺野のラ音と SpO_2 値の低下によって疑われる。

解　答　解説参照

② 1．図Ａは近似Ⅰ誘導であるが，軽度のＳＴ上昇が認められる。典型的な急性心筋梗塞では図Ｂのような著しいＳＴ上昇がみられるが，必発ではない。伝送がルール化された地域では伝送するが，本例では心電図の伝送で対応が大きく変わることはない。
2．呼吸回数からみて，SpO_2 値が低いのは換気が足りないためではない。したがって補助換気は必要ない。
3．血圧が少し低下しているが，これはおそらく心臓の機能低下によるものであり，ショック体位では改善しない。ショック体位では逆に肺うっ血が悪化するおそれがある。体位は起坐位または半坐位がよい。
4．リザーバ付きフェイスマスクでは，10L/分までは酸素流量を増すに従って吸入気酸素濃度が上がる。本例では SpO_2 値が最低ラインの90％を下回っているため，さらなる増量が必要である。
5．ショックに対する輸液は，本例のような心原性ショックを対象外としている。

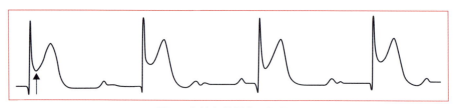

図Ｂ　急性心筋梗塞の心電図
ＳＴの著しい上昇（↑）を認める。またＰ波とQRSの対応関係が失われており，完全房室ブロックを呈している

解　答　(1), 4

3　肺うっ血を伴う急性冠症候群（急性心筋梗塞など）が疑われるため，循環器内科の専門診療が可能な高次医療機関を選定するのがよい。その他の疾患（急性大動脈解離など）であっても対応してもらえるであろう。直近の専門外病院に搬送することは，貴重な時間の浪費となる。

解　答　　解説参照

コラム　「士」と「師」の違い

　国などが付与する国家資格には「士」と「師」がある。どう違うのだろうか。

　医療関係職種としては，医師，看護師，診療放射線技師，臨床検査技師，薬剤師，調理師など「師」とつくものが多いが，救急救命士のほか理学療法士，臨床工学技士，歯科衛生士，義肢装具士など「士」のつくものもある。医療周辺資格では，あん摩マッサージ指圧師，柔道整復師，調理師，保育士，精神保健福祉士，介護福祉士，栄養士，などさまざまある。医療以外の一般の国家職種では，弁護士，公認会計士，税理士，建築士，司法書士，気象予報士などほとんどが「士」である。

　「士」は男性の象形文字だそうで，牡の字に士があることから頷ける。中国では昔，身分を示す儀器，王に仕える戦士を指したという。のち成人して自立した男（仕）に転じた。「師」は字源からすると軍隊を指揮するもの，専門家の意味があるらしい。𠂤と帀の会意文字でどちらも人の集団のことであり，転じて集団を教える人の意味になった。近年では先生（学問を教える人）や宗教指導者，音楽や礼儀の専門家にも師が用いられるようになった。

　それぞれの資格を定める法律には歴史的背景があり，「士」と「師」の使い分けにとくに意味はなさそうである。もちろんステータスのうえでも上下はない。

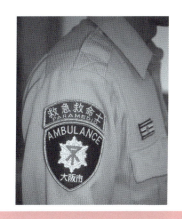

93 気道異物について正しいものはどれか。

1. 咽頭の閉塞は窒息をきたす。
2. 片方の主気管支の閉塞でSpO$_2$値は低下しない。
3. 声門下の異物はマギル鉗子で除去できる。
4. 細い気管支内の異物は障害を生じない。
5. 幼児の口に入る大きさの異物は窒息を起こし得る。

片方の主気管支が異物で閉塞しても、あまり自覚症状のないことがある。細い気管支内異物ではなおさら自覚症状が現れにくい。幼児は異物で窒息することがあり、要注意である。

1. 咽頭は気道の一部であり、閉塞すれば窒息を生じる。
2. 一側肺で換気がなくなり血液が酸素を受け取れない。
3. 声門から先は直視困難で、マギル鉗子の先も届かない。
4. 無気肺や肺炎の原因となる。
5. 3歳児の口に入る大きさの玩具は自主規制されている。

解 答　1, 5

Q94

67歳の男性。道路を横断中に，右方向から直進してきたオートバイと接触した。

救急隊到着時観察所見：開眼し応答がある。呼吸は浅く速い。脈は弱く速い。外頸静脈は虚脱している。胸郭の動きに異常はなく，呼吸音は清であるが右側が少し弱い。右季肋部に打撲痕を認める。腹部は平坦で右上腹部と右側胸部に圧痛と皮下気腫を認める。骨盤と四肢に腫脹，変形，動揺，麻痺を認めない。車内観察では，呼吸数30回/分。脈拍数120回/分。血圧82/50mmHg，SpO_2値92%（酸素10L/分）であった。

1. 搬送時間は，二次医療機関である外科病院まで3分，二次医療機関である総合病院まで5分，救命救急センターまで20分である。病院選定の方針と，その理由を述べよ。

2. 必要な処置はどれか。

    1．バッグ・バルブ・マスクによる補助換気
    2．右胸郭のテープ固定
    3．ショックパンツによる圧迫止血
    4．乳酸リンゲル液の輸液
    5．右側臥位への体位変換

解説

▲94

1. 直近であっても不適切な医療機関に搬送すると処置ができず，高次医療機関に転送する間に時間が経って救命のチャンスが減る。重度外傷では，多少遠くても，最初から対応可能な救命救急センターに搬送するのが原則である（図）。

解　答　解説参照

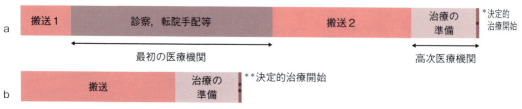

a：直近の医療機関に搬送した場合，医療機関収容までは早いが転院に時間がかかる
b：高次医療機関に直接搬送すれば，搬送時間を要しても決定的治療までの時間を短縮できる

図　搬送先医療機関と決定的治療開始までの時間

2. 右上腹部の打撲で肝損傷による腹腔内出血が，また右側胸部の打撲，呼吸音減弱，皮下気腫により右気胸（または血気胸）が疑われる。緊張性気胸や心タンポナーデも考えにくい。四肢に運動麻痺がないので脊髄損傷は否定できる。これらより，腹腔内出血（＋右血胸？）による出血性ショックを念頭に置く。

1. 呼吸数と SpO_2 値からみて一定の換気は保たれているため，補助換気は不要である。補助換気により気道内圧が上昇して気胸が悪化するおそれもある。
2. 胸郭の動きに異常はないので，フレイルチェストはないと考えられ，胸郭の固定は不要である。
3. 上半身に重大な損傷のあるときにショックパンツを使用すると出血量が増える。また，装着に要する時間等を考えると，使わないほうがよい。
4. 出血性ショックであり，搬送時間が20分であることを考えると輸液の指示要請を考えるべきである。具体的には地域メディカルコントロール協議会の方針に従う。
5. 体幹（胸部，腹部）の右側に損傷があるため，右を下にした体位は避ける。全身状態が不良なので仰臥位のほうが管理しやすい。

解　答　4

問題

Q95

消防署勤務の救急救命士Aは，休暇で他県をドライブ中，歩道で人が倒れた現場を偶然に通りかかった。車を停めて観察したところ，傷病者は初老の男性であり，下顎呼吸を認め，頸動脈の拍動は触知できなかった。救急車は要請されていたが，まだ到着していない。

Aはたまたま自分の車に積んでいたバッグ・バルブ・マスクを用い，一人法で心肺蘇生を開始した。しかし換気が不良であったためラリンゲルチューブ®を挿入し，その後はスムーズに換気できるようになった。間もなく到着した地元の救急隊員に処置を引き継いだ。

Aの行為で明らかな法令違反とみなされるのはどれか。

1．自分の勤務地以外で処置を行ったこと
2．プライベートな時間に処置を行ったこと
3．職場の資器材を持ち出して使用したこと
4．下顎呼吸があるのにラリンゲルチューブ®を挿入したこと
5．医師の指示なしにラリンゲルチューブ®を挿入したこと

解説

A 95

救急救命士とは救急救命処置を業として（反復継続して）行う者である。救急救命処置には，医師の指示を得て行うべきことなど，いくつかの制約が課せられており，救急救命士法にも記されている。バイスタンダーとしての人命救助はきわめて重要な行為であるが，救急救命士は同時に法令も尊重しなければならない。

1．2．適切なメディカルコントロールを受ければ，勤務地以外や勤務時間外でも救急救命処置を行うことができるとの考えと，救急隊の一員として活動しているときに限られるべきとの考えがある。
3．消防署の備品は公的な財産であり，それを使用する場面も限られている。勝手に持ち出して自家用車に積んだり使用したりすることは不適切である。
4．下顎呼吸は正常な呼吸でなく，呼吸停止の一種とみなされる。また頸動脈の拍動も認めないため，器具を使った気道確保の対象となる「心機能停止または呼吸機能停止」という条件は満たしている。
5．ラリンゲルチューブ®の挿入は，器具を使った気道確保に含まれる特定行為の一つであり，これを医師の具体的指示なしに実施することは救急救命士法に違反する行為となる。

解答 3, 5

救急救命処置の条件を表にまとめた。

表 救急救命処置の条件

項　目	内　容
資　格	救急救命士であること
定められた場所	現場と搬送中の救急自動車内
定められた器具	処置ごとに指定された種類の資器材
傷病者の状態	心機能停止，呼吸機能停止の一方または両方の傷病者に限定（器具を使った気道確保，静脈路確保のための輸液，心停止に対するアドレナリン投与）
医師の指示	特定行為……具体的指示 特定行為以外……包括的指示

問 題

Q96

77歳の女性。糖尿病で治療中である。家人と買い物中，急に胸が重苦しくなった。

救急隊到着時観察所見：顔色は不良であるが会話はできる。呼吸数20回/分。脈拍数108回/分，不整。血圧110/74mmHg。SpO_2値91％。冷汗を認める。

酸素投与下に車内に収容したところ，突然反応がなくなり，全身痙攣を起こしたのち体動が消失した。

1 直ちに行うことはどれか。

　　1．意識状態の評価
　　2．呼吸・心拍の確認
　　3．瞳孔所見の確認
　　4．四肢の運動麻痺の確認
　　5．血糖値の測定
　　6．心電図モニターの観察

2 引き続き処置を行いつつ，観察した心電図モニターの波形を図に示す。この不整脈への対応方針を述べよ。

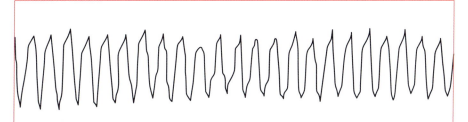

図　観察された心電図波形

解説

A 96

1. 高齢者の急激な胸内苦悶，冷汗，不整脈から，急性冠症候群（急性心筋梗塞など）が疑わしい。はっきりした胸痛を訴えない急性心筋梗塞はまれでない。状況から，心筋梗塞の発症後早期に突然の心停止に陥ったのでは，とまず考えるべきである。

   1. 心停止か否かの確認をまず行うべきであるから，声をかけて反応の有無をみる。もし応答があれば心停止ではない。ただし全身痙攣の直後なので応答があるとは考えにくい。
   2. 急性心筋梗塞の発症早期に致死性不整脈を生じることがある。呼吸と心拍の確認がもっとも重要である。
   3. 瞳孔の所見によって対応が変わることはない。例えば両側散瞳は心停止でも全身痙攣直後でもみられる。
   4. 胸痛を訴えた後に意識消失，という経過から脳卒中などは考えにくい。仮に脳卒中であってもバイタルサインの確認が優先する。
   5. 本例では糖尿病の治療歴があり，低血糖で痙攣を生じることはある。しかし，低血糖で突然意識を失うとは考えにくい。
   6. 心停止か否かの判断は脈拍の有無で行うが，心停止の種類により対応が異なるため，心電図はすぐに確認する必要がある。

   解 答　1, 2, 6

2. 心電図の波形は，①頻拍，② RR 間隔が一定，③ QRS 幅が広い，の特徴を備えた心室頻拍である。心室細動は常に心停止状態であるのに対して，心室頻拍では脈を触れる場合がある。本例では脈を触れない可能性が高いが，脈を触れていても，無脈性心室頻拍や心室細動への移行を警戒しつつ迅速に搬送する。脈を触れない場合には，心肺蘇生と並行して除細動を行う。

   解 答　解説参照

問 題

Q97 36歳の女性。昨日から腰痛と悪寒戦慄，発熱があり，今朝から足腰が立たなくなったため救急要請した。
救急隊到着時観察所見：開眼し，簡単な会話のみ可能である。呼吸数24回/分。脈拍数114回/分。血圧80/56mmHg。SpO_2値91%。体温39.8℃。悪寒戦慄は軽快しており，全身の皮膚は発赤して熱感を認める。

以下のそれぞれに関して具体的な活動方針を記せ。

1．体位管理
2．輸液
3．体温管理
4．呼吸管理
5．病院選定

解説

A 97

ショック状態である。一般にショックでは皮膚は蒼白で冷たく湿潤し，体温も低下する。皮膚の発赤と発熱を伴う場合には敗血症性ショックが疑わしい。本例では成人女性で腰痛があることから，尿路感染症（急性腎盂腎炎）が原因かもしれない。悪寒戦慄（せんりつ）は高熱に先立って出現し，体温が上がり切ったところで軽快する。

1. 仰臥位をとらせる。呼吸障害を合併しているため，呼吸状態に悪影響を与えかねないショック体位よりも，仰臥位のほうが無難と考えられる。
2. 搬送時間がある程度長いときは輸液の適応である。プロトコールに従って具体的指示を求める。
3. 着衣を最小限に減らし，冷房や扇風機で放熱を促す。体温を下げて呼吸系，循環系の負担軽減を図る。
4. フェイスマスクで酸素を投与する。敗血症性ショックでは呼吸障害が起こりやすく，本例でも SpO_2 値が低下している。換気量は十分であり気道確保や補助換気は必要ない。
5. 尿路感染症は通常，泌尿器科，内科，産婦人科（女性の場合）で診療するが，本例ではショックを呈しているため，集中治療の可能な高次医療機関を選定する。

ショックは皮膚が温かいものと皮膚が冷たいものに分けることができる（表）。

表　皮膚が温かいショックと冷たいショック

皮膚の温度	ショックの種類	皮膚の性状	特　徴
温かい	敗血症性ショック 脊髄損傷によるショック アナフィラキシーショック	発赤，熱感 乾燥 紅潮	発熱，感染症 外傷，徐脈，四肢麻痺または対麻痺 アレルゲン曝露，蕁麻疹，呼吸困難
冷たい	循環血液量減少性ショック 心原性ショック 心外閉塞・拘束性ショック 血管迷走神経反射	蒼白，湿潤 蒼白，湿潤 蒼白，湿潤 蒼白，湿潤	頻脈，出血または脱水 胸痛，不整脈 胸内苦悶，頻脈，外頸静脈怒張 誘因，気分不快，徐脈，短時間

解　答　解説参照

問題 Q98

42歳の男性。朝食後から姿を見かけなかったが，物置小屋の梁（はり）にロープをかけて首を吊っているところを昼ごろに発見された。4分後の救急隊到着時，まだ首を吊った状態であった。ロープの結び目が頸の後方にあり。両足は地面に着いている。

[1] 救命処置を始める前に行うことはどれか。

1．警察に連絡する。
2．身体を地面に下ろす。
3．バイタルサインを確認する。
4．心電図を観察する。
5．死体現象の有無を確認する。

[2] 観察の結果，心肺蘇生を行うことに決定し，胸骨圧迫とバッグ・バルブ・マスクによる人工呼吸を開始したが，換気が困難であった。直ちに行うべき処置はどれか。

1．頸椎カラーによる頸椎固定
2．器具を使った気道確保
3．アドレナリンの静脈注射
4．心電図の観察
5．パルスオキシメータの装着

解説

▲98

首を吊ってから発見までの時間が不明であり，直後から数時間までの幅がある。

1. 1．警察への連絡は，死亡していると判断したときに行う。その場合は，それ以上現場の状態に手をつけない（現場を保存する）。
   2．首を吊った状態で一見して死亡が疑われるとき以外は，直ちに身体を下ろす。
   3．首を吊った直後であればバイタルサインが残っていることがある。
   4．処置前に心電図を調べる必要はない。すでに死亡と判断したときの心静止の確認に行うのはよい。
   5．安易に死亡と決めつけないで，複数の関節の強い硬直，下半身の明確な死斑（縊死では重力により下半身に血液が集まる）など，死体現象がないか調べる。

解 答　**2, 3, 5**

2. 1．結び目が後ろにあり，発見時に足が地面に着いていたなどの状況から頸椎損傷の可能性は低く，頸椎カラーは不要である。頸椎カラーは気道確保の妨げとなることもある。
   2．用手的に気道確保できない場合，指示を要請して気管チューブまたは声門上気道デバイスを挿入する。頸椎損傷が疑われる状況を除き，縊頸が気管挿管の禁忌となることはない。
   3．アドレナリン投与は気道確保と静脈路確保の後である。器具を使った気道確保の指示取得と同時にアドレナリン投与の指示を取得しても，即座の実施は難しい。
   4．縊頸による心停止では，徐脈 → 無脈性電気活動 → 心静止と変化することが多く心電図は必要である。心室細動もあり得る。
   5．心肺蘇生中には指尖部の血流がほとんどないため，パルスオキシメータの値は信頼できない。

解 答　**2, 4**

縊頸による傷害発生の機序を図に示した。

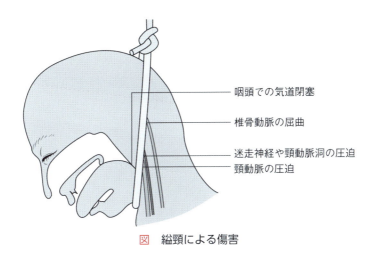

図　縊頸による傷害
- 咽頭での気道閉塞
- 椎骨動脈の屈曲
- 迷走神経や頸動脈洞の圧迫
- 頸動脈の圧迫

コラム　縊頸と頸椎損傷

　縊頸で頸椎を損傷することは意外に少ない。自殺によく用いられるような，低い台に乗り，鴨居にかけた紐を頸に回してから台を蹴飛ばすような方法では，頸椎の骨傷を起こしにくい。したがって，通常の縊頸では頸椎の保護よりも気道確保を重視する。ただし，高齢者や飛び降りるようにして勢いをつけた場合，索状物の結び目が前方または側方にある場合などでは，頸椎に骨傷を負う危険が増す。

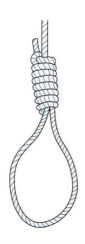

縊頸（絞首刑）に用いられたロープの例

問題

Q99 服用後すぐに呼吸障害を生じる農薬はどれか。

1. パラコート

2. 有機リン系農薬

3. 含リンアミノ酸系農薬

4. カーバメート

5. ピレスロイド系農薬

A99

1. 進行性の肺障害をきたす除草剤。現在は販売されていない。
2. 広く用いられる殺虫剤で，急激な呼吸不全により時に致死的となる。
3. 普及した除草剤で，大量服用の数時間後に呼吸抑制をきたす。
4. 有機リンに似た作用をもつ殺虫剤である。
5. 除虫菊の成分を利用した殺虫剤で，ヒトでの毒性は低い。

解 答　**2, 4**

Q100

88歳の女性。食事中に急にむせ始めて顔色が悪くなった。間もなく顔色は戻ったが，心配した家人が救急要請した。

救急隊到着時観察所見：開眼し，小さな声で会話可能。顔色は正常。呼吸数20回/分。ときどき咳き込んでいる。脈拍数96回/分，整。血圧160/98 mmHg。SpO₂値91%。

1 必要な観察事項をあげよ。

2 酸素投与を行い，搬送するためにストレッチャーに載せたところ，咳き込んだ後に急に応答がなくなった。観察では顔色不良で呼吸・脈拍ともなく，心電図モニターでの心拍数は16回/分である。
1分以内に行うべき処置はどれか。

1．腹部突き上げ
2．背部叩打
3．胸骨圧迫
4．喉頭展開
5．気管挿管
6．人工呼吸

🔺 100

1　発症状況から気道異物（食物塊）を疑う。当初は完全に近い閉塞であったものが，咳によって異物が移動し，ある程度の換気ができる状態となったものと考えられる。しかし，SpO_2値91％は年齢を考えても低いので，何か異状があると考えたほうがよい。

①口腔内を調べる。口腔・咽頭に食物片が残っている可能性がある。
②陥没呼吸の有無をみる。異物が太い気道を閉塞していれば陥没呼吸が出現する。
③喘鳴と呼吸音の観察を行う。吸気時の喘鳴や大きな雑音は異物による気道狭窄を，片側呼吸音の消失は同側主気管支の閉塞を疑わせる。

解 答　解説参照

2　残っていた食物片が，咳で動いて気道を完全に閉塞した可能性が考えられる。

1．腹部突き上げ（ハイムリック法）は反応のある傷病者に行う。
2．背部叩打も反応のある傷病者に行う方法であり，本例には不適当である。
3．気道異物で反応がなければ直ちに胸骨圧迫を行う。気道内圧の上昇で異物が除かれることがあり，心停止の場合には心臓マッサージとしての意味もある。
4．喉頭鏡の準備ができしだい，喉頭展開を行う。窒息を起こした食物片が声門よりも上にあるときは（図），直視下に取り除くことができる。
5．気管挿管は，まず喉頭展開による観察と異物除去を行い，なお換気が不十分な場合に考慮し，具体的指示を得てから実施する。すなわち1分以内に実施することは困難である。
6．異物が除去できたかどうかにかかわらず，早い時期に人工呼吸が必要である。

解 答　3, 4, 6

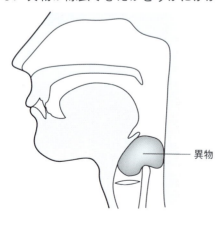

図　気道異物による窒息の例
大きな異物は喉頭の入口を塞ぐようにして詰まることが多い。これは喉頭鏡と鉗子で除去できる可能性がある

問 題

Q101 36歳の男性。坂道に駐車した小型トラックが後退し始めたため，後ろに回って止めようとしたが止めきれず，荷台と塀の間に腰を挟まれた。
救急隊到着時観察所見：すでに救出され，路上に仰向けに寝かされている。会話は可能であるが，顔面は蒼白で冷汗をかいている。呼吸は浅く速い。脈は弱く速い。胸部に変形や圧痛はなく，呼吸音に左右差はない。両側の上前腸骨棘付近に挫傷を，また恥骨結合部に腫脹と圧痛を認める。四肢に変形，腫脹，運動麻痺を認めない。しきりに「腰が痛い」と訴えている。選定した病院への搬送時間は約20分である。

適切な処置はどれか。誤りの選択肢についてはその理由を述べよ。

1. 骨盤動揺の確認
2. ログロールによる背面観察
3. 骨盤固定用ベルトの装着
4. 乳酸リンゲル液の輸液
5. スクープストレッチャーの使用

解説

▲101

脈拍微弱，顔面蒼白，冷汗というショックの所見が明白である。外傷後のショックの大部分は出血性ショックである。本例でも心外閉塞・拘束性ショック（緊張性気胸，心タンポナーデ），神経原性ショック（脊髄損傷）は考えにくいので，出血性ショックとみてよい。出血源は骨盤骨折と考えられ，受傷機転から前後方向の圧迫によるオープンブック型の骨盤骨折（図）が疑われる。

1. 受傷機転，ショック，強い腰痛，骨盤部の局所所見から，重症骨盤骨折を疑うことができるため，それ以上の観察をあえて行うべきではない。
2. このようなときにログロールで側臥位にすれば，骨折部が動いて出血量が増えるおそれが大きい。
3. オープンブック型の骨盤骨折では，ベルトで締めて骨盤腔の容積を小さくすると，圧迫による止血効果と骨折部の固定を図ることができる。ショックパンツよりも短時間で装着できる。
4. 増悪する可能性の強いショックであること，出血性ショック（循環血液量減少性ショックの一種）であること，15歳以上であること，搬送時間が比較的長いことなどの点から，ショックに対する輸液を考慮する。
5. スクープストレッチャーは，傷病者の身体の下に差し入れる際の体位変換を小さくして骨盤骨折部へのストレスを減らすことが期待される。フラットリフトと異なり，マンパワーが十分でないときにも使用できる。

解 答　**3, 4, 5**

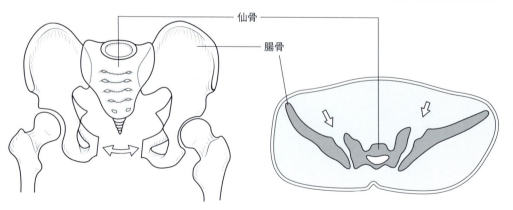

a：正面図
恥骨結合が開き，骨盤が本を広げるように変形している

b：水平断
仙骨と腸骨の間の関節が両側で開いている

図　オープンブック型骨盤骨折
本を開いたような形をとる骨盤骨折

問題

Q102 11歳の女児。食物アレルギーの既往がある。家族と外食中に気分が悪くなり，顔が真っ赤になって呼吸も苦しいため救急要請した。救急隊の到着直前に，本人が持参していたエピペン®を母親が本人の右大腿に押し当てたが，うまく注射できたかどうかわからないという。

救急隊到着時観察所見：店内の椅子に腰かけている。無欲様の顔貌。顔面と全身の皮膚が紅潮し，眼瞼と口唇は腫脹している。呼びかけに返答するが，声がかすれている。呼吸数28回/分。脈拍数120回/分。血圧86/60 mmHg。SpO_2値92％（空気呼吸）。

エピペン®はニードルカバーが出ており，容器の窓から薬液が残っているのが見える。大腿外側に小さな注射痕を認める。

1 アドレナリンの投与に関して正しい処置はどれか。

1. 本人持参のエピペン®をもう一度大腿に押し当てる。
2. 静注用アドレナリンの0.3mgを筋肉内注射する。
3. 静注用アドレナリンの0.15mgを筋肉内注射する。
4. 静脈路を確保して静脈内注射用アドレナリンの0.3mgを静脈内注射する。
5. これ以上何もしない。

2 そのほかに行うべき処置をあげよ。

解説

A 102

① 病歴から食物アレルギーによるアナフィラキシーが疑われる。アナフィラキシーでは初期対応の良否が予後を左右する。

エピペン®には，体重15〜30kg（ほぼ3〜9歳に相当）用にアドレナリンとして0.15mg，体重30kg以上用には同0.3mgと2種類の製剤があり，いずれも筋肉内注射用である。

1. エピペン®は，注入薬液量を正確にするため，充填された2.0mLの薬液のうち0.3mLだけが注入されるようにできており，使用後にも薬液の大部分が残る。注射後には，針刺し事故防止のため自動的にニードルカバーが出る。本例では正しい部位に注射痕もあり，適切に注射されたと判断できる。
2．3．心停止例に対する静脈内注射用のアドレナリン製剤が救急自動車に搭載されていても流用してはならない。
4. アナフィラキシーに対するアドレナリンは筋肉内注射で投与する（図）。医療機関では多くのショックに対して静脈内注射が行われるが，アナフィラキシーの場合は筋肉内注射を行う。静脈内注射では効果が急激すぎて過度の血圧上昇や不整脈をきたす。
5. 所定のアドレナリンが投与されたと判断されるため，これ以上の投与は不要であり，直ちに搬送に移る。本例では喉頭浮腫によると思われる嗄声があるが，アドレナリン投与直後であり，搬送中に症状が改善する可能性もある。

解 答　5

② ①体位管理：まず椅子から降ろす。アナフィラキシーで立位や坐位を続けさせると，失神・転倒して受傷することがある。
②高濃度酸素の投与：アナフィラキシーでは，上気道浮腫による気道狭窄や喘息様の気管支狭窄などで SpO_2 値の低下がみられる。
③15歳以下なので，ショックに対する輸液の対象とならない。

解 答　解説参照

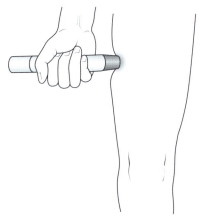

図　エピペン®の注射方法
大腿外側の皮膚に直角に当て，強く数秒間押し付ける

> **コラム**　特定行為と医療事故
>
> 　救急救命士の処置が拡大され，特定行為の実施数が増えるにつれて，その事故（過誤）も耳にするようになった。特定行為は侵襲的であるために重大な事故もあり，その一部は，民事訴訟や，業務上過失致死を視野に入れた警察の調査に進展している。公表された範囲では気管挿管に関する事故が多く，なかでも食道への誤挿管が多い。
>
> 　事故の防止には，適応の判断，具体的指示の取得，実施手順などに関するプロトコールの正確な理解と遵守が不可欠であり，処置後の救急救命処置録への速やかな記載も重要である。とくに気管挿管においては挿管後のチューブの位置の確認と，移動時・搬送中の確実なチューブ固定がきわめて重要である。
>
>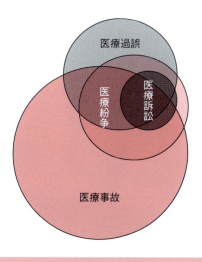
>
> 医療事故，医療過誤，医療紛争，医療訴訟の関係

問題

Q103 アナフィラキシーの原因物質で多いのはどれか。

1．蛇毒

2．医薬品

3．スギ花粉

4．牛乳

5．小麦

A103

食物，医薬品，刺咬症（とくにハチ）が代表的である。

1． まれに反復して咬まれた傷病者でみられることがある。
2． 多い。注射だけでなく内服，吸入，外用でも起こる。
3． 花粉症の患者はきわめて多いが，アナフィラキシーはまれである。
4．5．原因として食物は頻度が高く，鶏卵，牛乳，小麦がとくに多い。

解　答　**2, 4, 5**

Q104 17歳の男性。炎天下で野球の練習中，ボールを投げるような奇妙なしぐさを数回繰り返した後に倒れた。

救急隊到着時観察所見：日陰に寝かされている。呼びかけに反応せず，皮膚に著しい熱感を認める。意識 JCS 200，呼吸数28回/分，脈拍数126回/分，血圧84/60mmHg，SpO_2値94%，体温（腋窩）41.0℃であった。

搬送時間は5分である。医療機関搬入までに行う処置はどれか。

1．冷水を入れた氷嚢で腋窩や鼠径部を冷却する。
2．救急自動車内の冷房を最強にする。
3．全身を濡らしたタオルで覆い送風する。
4．冷却した乳酸リンゲル液を輸液する。
5．高濃度酸素を投与する。

解　説

▲ 104

若年者が温熱環境で運動中に意識を失ったという状況から，熱中症が疑われる。最重症の熱中症である熱射病では，倒れる直前に不自然な動作のみられることがある。熱射病は緊急度・重症度がきわめて高く，また発症直後の処置が予後を左右する。熱中症で，①意識障害の持続，②痙攣や運動失調，③著しい体温上昇，のいずれかを認めれば，熱射病と判断してよい。

1. 皮膚に冷たいものを接触させると，皮膚の血管が収縮して放熱が障害される。また，冷水を入れた氷嚢で体温はあまり下がらない。
2. 冷房により皮膚と環境の温度勾配を大きくして放熱量の増加を期待する。
3. 水の気化熱は，体温付近では水1g当たり約570calと非常に大きい。これを利用すれば効果的に体温を下げることができる。皮膚血管の収縮を避けるために，タオルを濡らすにはぬるま湯を用いる。
4. 熱射病でみられるショックの原因はよくわかっていないが，単純な脱水（循環血液量減少）だけではない。一方，冷却した輸液による冷却効果は非常に小さい。熱射病の予後はいかに速く体温を下げるかによって大きく影響されるので，搬送時間の短縮が重要である。これらより，本例では輸液よりも搬送を優先する。
5. 体温上昇で組織の酸素消費は増える一方，循環障害のために組織へ運ばれる血液量は減っている。したがって血中の酸素を少しでも増やすために高濃度酸素は必須である。

解　答　2, 3, 5

なお，冷却は救急救命処置に含まれていないが，「救急隊員及び准救急隊員の行う応急処置等の基準」第6条に，「8．その他」として「傷病者の生命の維持又は症状の悪化の防止に必要と認められる処置を行う」とあり，これに相当する処置と解釈できる。

氷嚢，冷却輸液，気化熱による冷却の効果を図に示した。

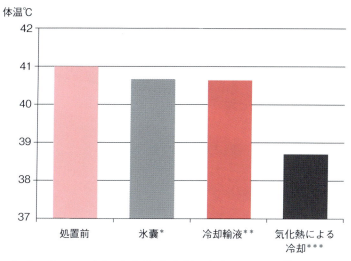

* 4℃の水700mLを入れた氷嚢4個を水温が10℃になるまで使用
** 4℃の乳酸リンゲル液500mLを静脈内投与
*** 30℃の水200mLを体表面から蒸発させる（例えば，濡らしたタオルで体表面を覆い，扇風機で送風する，など）

図　氷嚢，冷却輸液，気化熱による冷却の体温下降効果
体重60kg，体温41℃，人体の平均比熱を0.83とし，自然放熱や熱産生を無視した計算上の値を示す

> **コラム　もっとも速い冷却法は何か**
>
> 　熱射病（重症熱中症）の処置では，発症後30分以内に深部体温を39℃以下に冷却することが重要と考えられている。今までに検討された手段のなかでは氷水浴がもっとも速く冷却できる。氷片を浮かべた冷水に傷病者の身体を漬ける方法で，主に米軍の施設やスポーツ医学の領域で検討されてきた。ただし，心血管系の合併症が多い高齢者に用いた場合には，過大な身体的ストレスが危惧される。高齢者には，気化熱を利用した体表面からの冷却のほうが，冷却速度は劣るものの，より安全かも知れない。この原法は，メッカの巡礼者に多発する熱射病を治療するための施設で，英国人により開発された。
>
>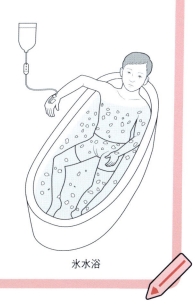
>
> 氷水浴

問題

Q105 心停止を疑うべき呼吸の状態はどれか。

1．呼吸をしていない。

2．呼吸停止と深い呼吸を繰り返している。

3．下顎を不規則にパクパク動かしている。

4．胸部と腹部が交互に上下している。

5．吸気時に頸部の筋肉が収縮している。

A105

心停止で認められるのは，呼吸停止または死戦期呼吸（下顎呼吸など）である。その他の呼吸異常は心停止がなくてもみられる。

1．心停止後まもなく呼吸が消失する。
2．チェーン・ストークス呼吸（p.52参照）
3．下顎呼吸。死戦期呼吸の一つで心停止前後にみられる。
4．シーソー呼吸。気道閉塞を示す。
5．呼吸補助筋の収縮。種々の呼吸障害で観察される。

解答　1, 3

Q106

42歳の男性。住宅の建築現場で作業中，2階の高さに設けた足場から地上に転落した。地面には材木を置いていたという。

救急隊到着時観察所見：顔色正常。開眼し応答するが興奮気味である。呼吸数24回/分。脈拍数110回/分。血圧108/72mmHg。右前胸部に打撲痕と圧痛を認める。腹部，骨盤に圧痛はなく，四肢は動かすことができる。右胸部の痛みと息苦しさを訴えている。

1. ここまでの所見から重症度はどのように考えられるか。

2. 観察を追加する必要性が高い項目を以下から4つ選べ。

    1. 正確な意識レベル
    2. 心電図
    3. 胸郭運動
    4. 四肢の筋力
    5. 呼吸音
    6. 外頸静脈
    7. 反跳痛
    8. 心音
    9. 胸部皮下気腫
    10. 背部叩打痛

3. 隊長は搬送先にもっとも近い救命救急センターを選定した。追加した観察でどのような所見を認めたと考えるか。

解 説

▲106

1. ①受傷機転：住宅2階の高さは約3mであり，高エネルギー事故（概ね5m以上からの墜落・転落）には相当しない。
②生理学的評価（意識状態とバイタルサイン）：バイタルサインは正常ではないが，重大な異常もない。
③解剖学的評価：局所所見に重大な異常はない。したがって，ここまでの情報に限れば中等症と考えられる。

解 答　中等症

2. 頭部，脊髄，腹部，骨盤，四肢にはとくに所見がなく，主な損傷は胸部にあると判断される。頻呼吸，頻脈，血圧の軽度低下からは胸部臓器損傷を疑う。したがって，胸郭運動，呼吸音，外頸静脈，胸部皮下気腫の観察が必要となる。これらはいずれも短時間で観察可能であり，本来なら胸部の圧痛と同時に観察する事項である。

解 答　3, 5, 6, 9

3. 以下のいずれかを認めたと考えられる。

①胸郭の膨張（緊張性気胸の疑い，図A）または胸郭の動揺（図B）
②外頸静脈の怒張（緊張性気胸または心タンポナーデの疑い，図C）
③呼吸音の減弱（気胸または血胸の疑い）
④胸部皮下気腫（気胸）

解 答　解説参照

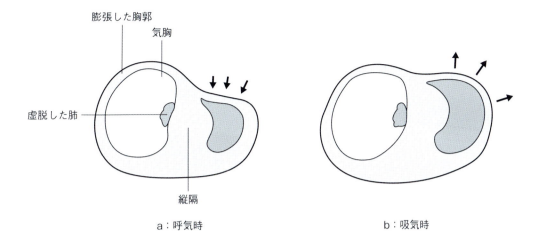

a：呼気時   b：吸気時

受傷側の胸郭は膨張したまま反対側の胸郭のみが上下する

図A　右側緊張性気胸による胸郭の膨脹

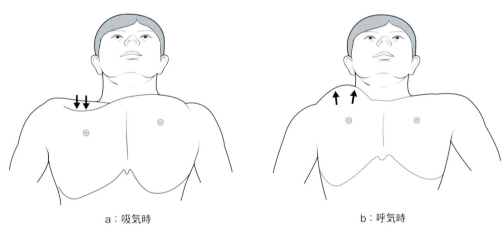

a：吸気時   b：呼気時

図B　右側多発肋骨骨折に伴う胸郭の動揺（フレイルチェスト）

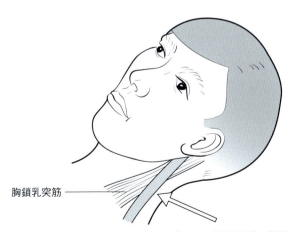

図C　緊張性気胸や心タンポナーデによる外頸静脈の怒張

問題

Q107 頸髄損傷急性期の所見はどれか。

1．意識障害

2．失禁

3．腸雑音の低下

4．腹痛

5．後頸部痛

A107

1． 頸髄損傷のみであれば意識は清明である。
2．3． 排尿・排便や腸管運動にかかわる自律神経も麻痺する。
4． 腹部の知覚は消失し，腹部に障害があっても腹痛を感じない。
5． 頸椎の骨折があれば，その部に痛みや圧痛がある。

解 答　**2, 3**, (5)

問題

Q108 65歳の男性。庭で倒れて痙攣を起こしているところを家人が発見した。最近退職し，趣味で園芸をしていたが，塞ぎ込みがちであったという。

救急隊到着時観察所見：痙攣は消失している。薬品臭のある食物残渣が衣服に付着している。呼気にも薬品臭があり，流涎と全身の発汗が著しい。意識 JCS 300。呼吸数 6 回/分。吸気時，呼気時ともに喘鳴を聴取する。脈拍数 60 回/分。血圧 80/50 mmHg。SpO_2 値 80％。瞳孔径を調べてみると両側とも 1 mm 以下であった。

1. 救急自動車収容までに行う処置を，理由とともにあげよ。

2. 搬送中の注意点はどれか。

    1. 救急隊員は空気呼吸器を装着する。
    2. 救急車の窓を閉めて環境の汚染を防ぐ。
    3. 隊員は N95 マスクを装着する。
    4. 汚染物をビニール袋などに密閉する。
    5. 側臥位をとらせる。

解説

▲ 108

発症の状況と縮瞳など特徴的な症候から，有機リン系農薬の中毒を念頭に置くのがよい。

[1] ①喘鳴から気道狭窄が疑われるため，**用手的気道確保**と**口腔内の吸引**を行う。
②徐呼吸から低換気，SpO_2値低下から低酸素血症がわかる。これらに対して**高濃度酸素投与下の補助換気**を行う。
③薬物や吐物の付着した衣服から蒸発する有機リンをもし吸入すると，二次的な中毒を生じるおそれがある。救急車に収容する前に**脱衣と清拭**を行う。

解 答　解説参照

[2] 有機リン系農薬は吸入や体表面への付着でも吸収されやすいため，救急隊員は二次的被害の防止に留意すべきである。

1．空気呼吸器は消防士が用いる呼吸器で，有害気体の吸入を防ぐことはできるが，救急車には搭載されていない（ポンプ車，救助工作車等に搭載される）。
2．走行中は窓を開けて換気する。車外に出た化学物質は瞬時に薄まり，害を生じない。
3．N95マスクは微小な感染性粒子（飛沫核など）を吸入しないためのマスクであり，農薬や毒ガスの吸入は防げない。
4．農薬や吐物で汚染された傷病者の衣服などは，ビニール袋やコンテナに入れて密封し，必要であれば傷病者と一緒に搬送する。
5．呼吸状態が悪く，慎重な観察と呼吸管理を要求されるので，仰臥位が適当である。嘔吐時には顔を横に向ける。

解 答　4

両側の縮瞳または散瞳のみられる疾患を図に示した。

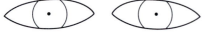

- 有機リン中毒
- 脳幹（橋）出血
- CO_2ナルコーシス

- 低酸素性脳障害
- 覚醒剤中毒
- 抗うつ薬中毒

図　両側の縮瞳または散瞳をきたす疾患

問題

Q109 25歳の女性。ある日の朝、駐車中の乗用車の運転席で、横向きに倒れているところを発見された。前夜からの大雪で、車体が雪に埋もれていた。夜勤終了後に車を覆った雪を除こうとして作業するうち、暖房のためにエンジンをかけたまま疲れて眠り込んだと思われる。

救急隊到着時観察所見：呼びかけに反応がないが、呼吸と脈拍は認められる。直ちに車外に救出して観察した。意識 JCS 300。呼吸数10回/分で浅表性。脈拍数108回/分。血圧90/60mmHg。体温36.0℃。皮膚色は概ね正常である。

行う処置はどれか。

1. 心電図の観察
2. 鼻カニューレによる酸素投与
3. バッグ・バルブ・マスクによる補助換気
4. 気管挿管
5. カプノメータの装着
6. パルスオキシメータの装着

解説

▲ 109

排気ガス中の一酸化炭素による中毒の可能性がある。雪で排気口が覆われて排気ガスの排出が妨げられた場合，エンジン内での燃焼が障害されて排気ガス中の一酸化炭素が増える。排気ガスは雪のため周囲に拡散することなく車内に侵入する。一酸化炭素中毒ではピンク色の皮膚が特徴的とされるが，死後に多い所見であり，認めないからといって一酸化炭素中毒を否定できるものではない。

1．一酸化炭素中毒では全身が低酸素状態に陥る。低酸素状態では不整脈を生じやすいため，心電図の継続的な観察が必要である。
2．酸素投与は呼気中への一酸化炭素の排泄を速め，同時に血液に含まれる酸素量を増やす。鼻カニューレによる酸素濃度はせいぜい30％程度であるため，より高濃度の酸素を投与できる方法を選択する。
3．呼吸の回数と深さから，換気量は不足と判断する。一酸化炭素の排泄速度は換気量に比例するため，補助換気が必要である。
4．救急救命士による気管挿管の対象は，心停止かつ呼吸停止の傷病者に限られる。気道閉塞の所見はないので，用手的気道確保で対応する。
5．救急救命処置としてのカプノメータは気管挿管後のチューブ位置確認や心肺蘇生中のモニターに用いられる。本例は気管挿管の対象でなく，その必要性はない。
6．通常のパルスオキシメータは，一酸化炭素と結合したヘモグロビンの量を測定できないため，一酸化炭素中毒では信頼できない。

解答　1，3

パルスオキシメータの測定値が信頼できないのは表のような場合である。

表　パルスオキシメータの値が信頼できない状況

原因	具体例
末梢循環不良	心肺蘇生中，ショック，低体温
光の混入や妨害	プローブ装着不良，真夏の直射日光，濃いマニキュア
機械的振動	シバリング，不穏
ヘモグロビンの異常	一酸化炭素中毒

問題

Q110

30代とみられる男性。歩道で倒れているとの通報を受けた。
救急隊到着時観察所見：雪の積もった歩道に側臥位で倒れている。呼びかけに反応がない。10秒間の観察で，呼吸・脈拍とも認めない。皮膚に冷感が著しい。

[1] 救急自動車に収容するまでに行うことはどれか。

1. 急いで仰臥位に変換する。
2. さらに時間をかけて呼吸と脈拍を観察する。
3. 体温を測定する。
4. パルスオキシメータを装着する。
5. 心電図を観察する。

[2] 搬送中の体温管理方針について述べよ。

▲110

1. 現場の状況と身体所見から低体温症であろう。倒れた原因はわからない。

    1. 低体温では急に体位変換したり，処置の際に強い刺激を与えたりすると心室細動を誘発しやすいので注意が必要である。
    2. 低体温では高度の徐呼吸や徐脈のみられることがあり，バイタルサインの見落としを避けるために，30〜45秒間の観察が必要である。
    3. 低体温では腋窩温と深部体温に大きな差のある可能性がある。体温は搬送途上の車中で測定して，参考にすべきである。
       体温計の種類と特徴を表に示す。
    4. 低体温では体表面の血管が収縮し，パルスオキシメータの測定値は信頼できなくなる。パルスオキシメータは，血液のうち拍動する部分（動脈血）を対象に計測するからである。
    5. 低体温では心室細動をはじめとして種々の不整脈が発生しやすい。仰臥位に体位変換したら，直ちに心電図の電極を貼って観察すべきである。

解 答　2，5

表　体温計の種類と特徴

種類		測定時間	測定部位	測定範囲	その他
電子体温計	実測式	10分間	腋窩，口腔	32〜42℃（通常） 20〜45℃（機種により）	実測も可能な機種あり
	予測式	20〜30秒			
鼓膜体温計		1〜2秒	鼓膜（外耳道）	10〜50℃	測定値がばらつきやすい
深部体温計	体深部	持続モニター	肺動脈，膀胱，直腸，食道等	広い（不定）	医療機関で用いられる
	皮膚		額等		

2. 10秒間の観察で脈拍が感じられないことから，脈拍数は6回/分以下または高度の血管収縮により，脈拍が触れにくくなっていると考えられる。電気毛布を使った不用意な体表面からの積極的加温は心停止を起こす危険がある。雪で濡れた衣服を愛護的に除去し，皮膚をタオルなどで拭いて乾燥させ，毛布で覆って保温し，それ以上体温が下がらないようにする。
   心肺停止と判断した場合も，CPRと並行して保温処置を行う。

解 答　解説参照

Q111

25歳の男性。バイクでツーリング中，カーブを曲がり切れずにガードレールに衝突した。

救急隊到着時観察所見：路外の斜面に仰臥位で倒れている。開眼し応答する。呼吸数20回/分，浅い。脈拍数54回/分。血圧76/48mmHg。呼吸音は清で左右差なく，胸部と骨盤に創傷，変形，腫脹，圧痛，動揺を認めない。腹部に打撲痕があるが平坦で軟らかく，圧痛を認めない。四肢に自発的な動きがみられない。

[1] 本例で運動麻痺の有無を確認するのに適した方法はどれか。

1．ドロッピングテスト
2．徒手筋力テスト
3．痛み刺激
4．バレー徴候
5．離握手とつま先の屈伸

[2] 観察の結果，四肢に変形，腫脹はなく，左右の上肢が少しだけ動き，下肢はまったく動かなかった。身体を頭部，脊椎・脊髄，胸部，腹部，骨盤，四肢に分けた場合，本例で重大な損傷が強く疑われる部位と，重大な損傷が否定できない部位をそれぞれ1つずつあげよ。

[3] 医療機関まで30分間の搬送が予想される。必要な処置はどれか。

1．酸素投与
2．足側高位
3．輸液
4．全身固定
5．ショックパンツの装着

解説

▲111

1. 運動麻痺の観察法は傷病者の状態によって選択する。本例は意識障害のない外傷である。

    1. ドロッピングテストは意識のない場合に行う。四肢の外傷があれば悪化させる危険もある。
    2. 徒手筋力テストは，個々の筋肉について筋力を6段階で評価するもので，かなりの知識と経験を要し，時間もかかるため救急現場には不向きである。
    3. 意識のある場合は命令に対する運動を観察する。運動麻痺に感覚脱失を合併している場合には痛み刺激は無意味である。
    4. バレー徴候は脳卒中などで軽い片麻痺の有無を調べるのに適する。四肢を動かすため，四肢の損傷が否定できないときは使えない（表A）。
    5. 四肢を地面に置いたままで観察できるので外傷例に適している。

解 答　5

表A　バレー徴候

	観察法	陽性と判断する所見
上肢	掌を上に向けた両上肢をそろえて伸ばし，仰臥位では斜め上方，坐位では前方に差し出した状態で閉眼させる	麻痺側の掌が内側を向くまたは上肢が下がる
下肢	腹臥位：両膝を直角に曲げた状態を保たせる	麻痺側の足が下がる
下肢	仰臥位：股関節と膝を直角に曲げた状態を保たせる	麻痺側の下肢が下がる

※バレー徴候は，手技に関していくつものバリエーションがあり，名称についても混乱がみられる

2. 四肢麻痺があるので，脊椎・脊髄の損傷，とくに**頸髄損傷**を疑う。頸髄損傷では腹部の運動麻痺と知覚脱失をきたし，腹部臓器損傷の評価が難しい。また，腹腔内出血はかなりの量になるまで腹部膨満をきたさないので，**腹部臓器損傷**は否定できない（表B）。

解 答　解説参照

表B　頸髄損傷における腹部観察上の問題点

知覚脱失 →	自発痛や圧痛がない
腹筋の麻痺 →	筋性防御が出ない
腸管運動の低下 →	腸雑音低下や腹部膨満の解釈が困難

3　1．重度外傷では酸素を投与する。
　　2．ショック状態ではあるが，脊椎の安静を保つ必要があること，肋間筋麻痺により換気能力に余裕がないことから，足側高位は避ける。
　　3．脊髄損傷と徐脈から神経原性ショックと考えられるが，腹腔内出血も否定できない。原因，年齢，搬送時間からはショックに対する輸液の適応と考えられる。
　　4．頸椎を含めた全身の固定が必要である。脊椎の損傷は2カ所に生じることもある。
　　5．ショックパンツの装着により腹腔内圧が上昇し，横隔膜が圧迫されて換気に悪影響を及ぼすおそれがあるため，避けるべきである。

解　答　**1, 3, 4**

コラム　脊椎損傷と脊髄損傷

脊椎は背骨のことであり，脊髄はそれに保護される中枢神経である。これらの損傷は同時に起こることもあるが，どちらか一方のことも少なくない。頸椎では脊柱管（脊髄の通るスペース）が広く，頸椎の骨折があっても脊髄は損傷されていないことがある。この場合，頸部を動かすと脊髄損傷を生じる可能性があるため，格別の注意が必要である。胸椎や腰椎の圧迫骨折でも脊髄損傷はないのが通常である。

逆に，脊椎の骨折や脱臼がなくても脊髄損傷をきたすことがある。脊柱管の狭くなった高齢者や，脊柱の柔軟な小児に多い。

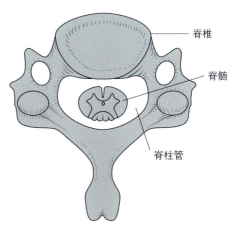

問題

Q112
胸部外傷の傷病者に対して補助換気を開始した直後に，応答がなくなり脈拍が微弱となった。
適切な対応はどれか。

1．SpO_2値を確認する。

2．呼吸音を観察する。

3．1回換気量を減らす。

4．酸素流量を下げる。

5．輸液を開始する。

A112

緊張性気胸や空気塞栓を念頭に置く。

1．優先順位が低く，脈拍微弱のため測定値も信頼できない。
2．緊張性気胸では一側の呼吸音が減弱または消失する。
3．気道内圧を下げてそれ以上の悪化を最小限にする。
4．3．を補うために酸素流量を最大限にまで上げる。
5．心外閉塞・拘束性または心原性ショックのため輸液の適応はない。

解答 **2, 3**

Q113

18歳の男性。乗用車が交差点でトラックと出会い頭に衝突し，横転した乗用車の後部座席から車外に放り出された。
救急隊到着時観察所見：通行止めされた路上に腹臥位で倒れている。閉眼しており，呼びかけにうっすらと開眼するが発語はない。顔の下の路面に血溜まりができている。

1 この状態でまず行うことは何か。

1．意識レベルの判定
2．止血操作
3．頭部後屈による気道確保
4．呼吸状態の確認
5．血圧の測定
6．脈拍の観察

2 仰臥位にして初期評価を完了させ，全身観察を行ったところ，以下の所見を得た。顔面蒼白。命令に応じて両手とも握手ができる。呼吸は浅く速い。喘鳴なし。脈拍は弱く速い。鼻根部の腫脹と鼻出血あり。外頸静脈は虚脱し，右胸壁に軋轢音と右呼吸音の減弱を認める。腹部に創傷はなく，平坦で腹壁は軟らかい。右腰部に挫傷あり，恥骨結合部の圧迫で顔をしかめる。左下肢は膝の付近で変形している。救命救急センターまでの搬送時間は，約5分である。必要な処置をあげよ。

▲113

① 1. 呼びかけに対する反応があるとわかれば，当初はこれで十分である。
2. この状態では出血部位の確認が困難なので，止血操作は体位変換後に行う。
3. 気道確保が必要かどうかは，呼吸状態を観察して判断する。気道確保が必要であったとしても，外傷の傷病者に頭部後屈は行わない。
4. 気道，呼吸は傷病者がどのような姿勢であっても，最初に観察すべきである。
5．6．血圧の測定には意外に時間を要する。その場では脈拍の観察を行い，血圧は車内収容後に測定する。

解 答　**4，6**

② 評価としては，以下のようになる。
①気道と換気は保たれ，意識もある。
②ショック状態である。
③止血を要する活動性外出血はない。
④主な損傷は，胸部，骨盤，左下肢にある。軋轢音は肋骨骨折を，呼吸音減弱は肋骨骨折で生じた肺の損傷による気胸または血胸を意味する（図）。

したがって，以下の処置を行う。

(1) 高濃度酸素の投与
(2) 全身固定
(3) 骨盤の固定（地域メディカルコントロール協議会の方針に従う）

なお，搬送中に鼻出血による気道の障害が出た場合は，口腔内の吸引またはバックボードごと横に傾けることで対処する。搬送時間が短いので輸液よりも搬送を優先させるのが原則である。

解 答　**解説参照**

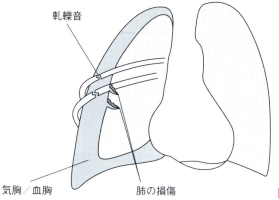

気胸／血胸　　肺の損傷　　　　　　　　図　軋轢音と呼吸音の減弱

> **コラム**　**身体の冷たい心停止例では脳障害が出にくいか**
>
> 　心停止前に体温が十分に下がっていれば，脳は通常よりも長時間の心停止による酸素欠乏に耐えることができる。事実，脳や心臓の手術のための低体温麻酔に応用されてきた。冬の川で溺れたり雪崩に巻き込まれたりした事故で，体温が低下した後に心停止に陥った例では，蘇生処置を経て回復しやすいことが知られている。一方，正常体温で心停止に陥った後，自然に身体が冷却してから発見された例の予後は不良である。
>
>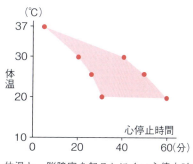
>
> 体温と，脳障害を起こしにくい心停止時間の関係
> （個人差があるため一定の幅で示している）

> **コラム**　**胸部刺創か腹部刺創か**
>
> 　写真は左上腹部（胸部か？）の刺創例である。胸部と腹部は，ふつう体表面上は肋骨弓の上下によって呼称される。しかし横隔膜の外縁はかなり下方に入り込んでいて，腹部刺創と思われる創が胸腔内に達していて肺損傷を伴っている場合がある。その一方で，刺創の方向によっては胸部刺創と思われる創が腹腔内に達している場合もある。刺創の傷病者では複数の刺創がみられることもあり，とくに背部の創は見逃しやすいので注意が必要である。いずれにしても創だけに目を奪われることなく全身的な所見と症状，とくに呼吸・循環状態をよく観察することが重要である。
>
>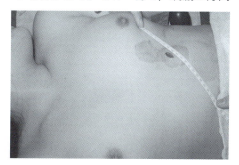

Q114 一酸化炭素について正しいものはどれか。

1．空気とほぼ同じ重さである。

2．特有の臭気を有する。

3．化学繊維の燃焼で生じやすい。

4．吸入すると瞬時に意識を失う。

5．吸入されると主に尿中に排泄される。

A114

1．空気に対する比重は0.97と，ほぼ同じ重さである。
2．無色，無臭，無味のため気づかれにくい。
3．化学繊維は炭素を含み，不完全燃焼で一酸化炭素を生じる。
4．毒性は強いが，硫化水素と異なり症状の発現は遅い。
5．体内に入った一酸化炭素は呼気中に排泄される。

解答　1, 3

問題

Q115 50歳くらいの女性。路側帯で倒れているところを発見された。倒れたときの目撃者はいない。

救急隊到着時観察所見：意識 JCS 100。呼吸数12回/分，いびきを伴う。呼気臭は認めない。脈拍数52回/分，整。血圧156/90mmHg。SpO_2値95％。体温36.5℃。所持品はとくにない。

[1] 緊急度・重症度の判断と搬送先の選定に有用な観察事項を以下から選べ。

1. 眼振
2. 瞳孔
3. 項部硬直
4. 頭皮の損傷
5. 運動麻痺
6. 呼気臭
7. 呼気終末二酸化炭素分圧
8. 血糖値
9. 心電図

[2] 必要な処置をあげよ。

[3] 搬送先選定の方針を述べよ。

解説

▲115

意識障害の原因として，脳卒中，てんかん発作後，低血糖，交通事故による頭部外傷などが考えられる。ほかに睡眠薬による中毒等の可能性もある。CO_2ナルコーシス，精神疾患，農薬中毒，熱中症，低体温などは考えにくい。

---

① バイタルサインは保たれているので，緊急度・重症度判断の面からもっとも重要なのは，脳に差し迫った危険，すなわち脳ヘルニアの所見（瞳孔不同と片麻痺の有無）を調べることである（図）。頭部外傷であれば，頭皮の損傷（挫傷，挫創，血腫）などが重要となる。これらの所見がないときには血糖値の測定を行う。

解　答　**2, 4, 5, (8)**

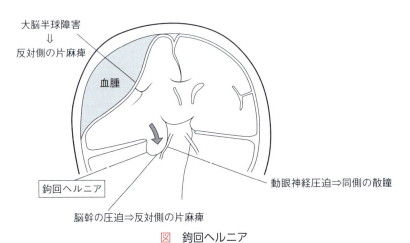

図　鉤回ヘルニア
側頭葉一部（鉤回）が天幕（大脳と小脳の間にある硬膜）の隙間にヘルニア状に入り込むのを鉤回ヘルニアという

② いびきは舌根沈下などによる上気道の狭窄を示すため，直ちに気道確保が必要である。無用な刺激を避けるために，まずは用手的気道確保を行う。外傷が否定できない時点では，下顎挙上法が安全である。外傷が疑われるときは頸椎の保護を心がける。体位については，頭蓋内圧亢進の可能性があるため，セミファウラー位などの頭部高位を選択する。呼吸状態は悪くないので酸素投与は通常のフェイスマスクで十分である。脳卒中や頭部外傷でしばしばみられる嘔吐への備えとして膿盆，ガーゼ（口腔内の吐物を掻き出すのに使う），吸引器を用意しておく。

解　答　**解説参照**

3　①観察の結果，片麻痺や瞳孔不同が認められたら緊急度は高く，しかも原因として頭蓋内病変（脳卒中など）が疑われるため，脳神経外科の緊急手術が可能な高次医療機関への搬送が必要である。
②頭部外傷が疑われるときも①と同様である。
③それ以外の場合や原因不明のときは，全身管理の可能な施設が望まれる。
④もし現場活動中に意識が回復し，原因と思われる既往歴（てんかん，低血糖例での糖尿病など）が確認できた場合は，かかりつけの医療機関がよい。

解　答　　解説参照

コラム　腹部の観察

　腹痛を訴える傷病者の観察では腹膜刺激症状の有無がきわめて重要である。とくに腹膜炎（胃や腸管の穿孔などで起こる）のときにみられるもので，緊急性を判断する材料となる。腹壁が板のように硬くなっている（板状硬），腹壁を軽く押さえた手を急に離すと激痛を訴える（反跳痛），などの特徴がある。しかし，腹痛を訴える傷病者の腹部をあまり押さえるのは苦痛を与えるだけである。搬送中の振動が腹痛を強めるのを確かめるのが無難でかつ重要である。

　目で見る腹部の観察としては，膨隆の程度がある。腹腔内出血や腹水によって生じるが，肥満との区別が難しい。写真は腹部膨隆（腹水による）があり，腹壁に静脈瘤（静脈が膨らんで透見できる）がみられる例である。進行した肝硬変によるものであるが，黄疸（皮膚の黄染）を伴う場合もある。肝硬変そのものは慢性疾患であるが，意識障害をきたしたり食道静脈瘤の破裂による吐血を起こしたりして急に重症化することがある。

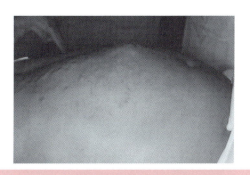

Q116 腹腔内出血について正しいのはどれか。

1．外傷以外の原因でも生じる。

2．出血量は数Lにも達し得る。

3．腹部膨満は鋭敏な所見である。

4．側腹部や臍周囲に皮下出血を認める。

5．著しい腹膜刺激症状が特徴的である。

A116

1．動脈瘤や腫瘍の破裂，産婦人科疾患も原因となる。
2．腹膜腔の容積はほとんどないが，潜在的には大量の液体が溜まり得る（p146）。
　とくに輸液，輸血時には大量になることがある。
3．かなりの量が溜まるまでは明らかにならない。
4．後腹膜出血後しばらく経って出現し，腹腔内出血では生じない。
5．腹腔内出血時の腹膜刺激症状には個人差が大きい。

解 答　1, 2

Q117

60代の男性。自宅で自分の着衣に火をつけたらしい。半焼した自宅の居間で倒れていたところを救出された。

救急隊到着時観察所見：呼びかけにうっすらと開眼するが発語はない。頭髪と眉毛が焦げ，顔面には破れて焦げた水疱が付着している。上半身にはところどころ焼けて破れた服が付着しているが，下半身の服には変化がない。呼吸はやや速く，吸気時に喘鳴を聴取する。橈骨動脈の脈拍はやや速く強い。SpO_2値（空気呼吸）は95％であった。

1　正しい対応はどれか。

1．受傷面積と深度の算定
2．熱傷創面の冷却
3．ショック体位への変換
4．高濃度酸素の投与
5．経鼻エアウエイの挿入

2　搬送先に選定する病院に必須の条件はどれか。

1．搬送時間が短い
2．集中治療ができる
3．中毒治療ができる
4．形成外科がある
5．精神科がある

解説

A117

1 閉所での受傷，顔面の熱傷，喘鳴から気道熱傷を疑う。緊急性があるため，以後の活動に影響しない観察や処置は省くべきである。

1. 皮膚に焼け付いた服の焼け残りを除去し，受傷面積と深度を正確に判断するには，かなりの時間を要する。気道熱傷だけで重症と判断されるので，皮膚の熱傷については大まかな面積の評価のみでよい。
2. 本例のような広範囲熱傷に冷却を行えば低体温をきたす。
3. 熱傷ショックは受傷後数時間以上かけて進展する。呼吸状態があまりよくないことを考えると，仰臥位が望ましい。
4. 家屋内での火災で意識障害をきたしていることから一酸化炭素中毒の可能性がある。その場合 SpO_2 値は信頼できない。また一酸化炭素の排泄を速めるためにも高濃度酸素の投与が適当である。
5. 吸気時喘鳴は上気道狭窄でみられる。気道熱傷では喉頭（こうとう）浮腫による狭窄をきたすことがあり，時間の経過とともに悪化する。経鼻エアウエイの先端は舌根部と咽頭後壁（いんとうこうへき）の間に位置するため，喉頭浮腫には効果がない（図）。むしろ刺激や圧排により呼吸困難を増強させるおそれがある。

解答 **4**

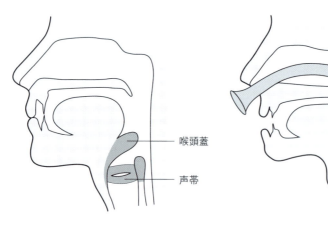

a：喉頭浮腫による上気道狭窄　　b：経鼻エアウエイは舌根部と咽頭後壁の隙間を確保するが，喉頭の狭窄には効果がない

図　喉頭浮腫と経鼻エアウエイ

[2] 重度熱傷の受け入れが可能な病院は限られる。選択の余地がないことも多いが，とくに大都市では判断の必要な場合があると考えられる。

1．気道熱傷により緊急度が高いため，搬送時間は短くする必要がある。
2．緊急の気道確保や，その後のさまざまな全身管理が必要となる。
3．一酸化炭素中毒の可能性はあるが，昏睡状態ではなく，換気と酸素投与により改善が期待できる。中毒よりも熱傷への対応を優先する。
4．顔面を含む深い熱傷であり，形成外科を有する病院が望ましい。
5．精神科的治療も必要であるが，全身状態が一段落してからでよい。

解 答　**1, 2, 4**

コラム　呼吸困難を起こすのは肺の病気か

　最近の報告によれば，救急外来を受診した急性発症の呼吸困難患者のうち，半数は急性心不全を原因としていた。また，呼吸困難は，より危険と思われる胸痛と比べて頻度が高く，死亡率はその2倍であったという。病院前救護においては，処置や搬送先選定の観点から，原因として上気道狭窄と急性心不全は判断できたほうがよい。

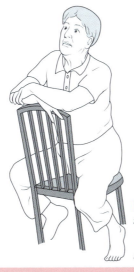

図　起坐呼吸
横になると悪化する呼吸困難を起坐呼吸という。傷病者は自発的に起坐位をとる。心不全によるものが代表的である

問題

Q118 熱傷創が深くなりやすい状況はどれか。

1．火焔熱傷

2．皮膚の厚い部位の熱傷

3．神経の麻痺した部位の熱傷

4．血流の豊富な部位の熱傷

5．低温熱傷

A118

1．炎は千数百度になり，短時間で深い熱傷をきたす。
2．皮膚の薄い眼瞼や手背の熱傷は逆に深くなりやすい。
3．熱さを感じにくく，逃避運動もとれない。
4．熱が血流によって運ばれるため深くなりにくい。
5．概ね44℃以上の熱源に長時間接触して深い熱傷となる。

解答　1, 3, 5

Q119

65歳の男性。高血圧で近医に通院中である。自宅で食事中，突然強い腹痛を訴え始めた。

救急隊到着時観察所見：畳の上に寝かされている。顔貌は苦悶様，蒼白で冷汗を認めるが，会話はできる。呼吸数24回/分。脈拍数110回/分，整。血圧90/60mmHg。体温36.2℃。SpO_2値97%（空気呼吸）。呼吸音は清。胃や臍のあたりが痛いという。

1. 病院や診療科を選定するうえでとくに重要な観察項目をあげよ。

2. 搬送時間20分の病院を選定した。必要な処置をあげよ。

解説

▲119

蒼白，冷汗，血圧低下からショック状態と判断される。突然の腹痛で急激にショックに陥るのは，急性心筋梗塞や腹部大動脈瘤破裂（図）などの循環器系疾患によることが多いが，搬送先選定の観点からは，消化器系疾患を扱う科（外科または消化器外科）か，循環器系疾患を扱う科（循環器内科または心臓血管外科）かに大別するのがよい。

1　①腹部の触診：腹部大動脈瘤では上腹部（臍と肋骨弓の間）に拍動性腫瘤を触れることが多い。破裂後にも触れることができる。腹膜刺激症状（筋性防御と反跳痛）は腹膜炎を意味し，外科（消化器外科）を選択することになる。腹膜炎で短時間のうちにショックとなることは少ないが，腹部の基本的な観察所見として必要である。
　②心電図：急性心筋梗塞では上腹部痛を訴えることがある。余裕があれば心電図を観察する。

解　答　解説参照

2　①体位管理：ショック体位とする。腹痛の原因が急性心筋梗塞で肺うっ血を認めるときは仰臥位が好ましいが，SpO$_2$値が正常でラ音を聴取しないので，肺うっ血は否定的である。
　②酸素投与：SpO$_2$値は正常範囲内にあるが，ショック状態にあるため酸素投与を行うほうがよい。
　③ショックに対する輸液：ショックの原因が出血（腹部大動脈瘤破裂など）と考えられるときには，搬送時間がプロトコールの対象時間であれば指示を受ける。急性心筋梗塞と判断した場合は実施しない。

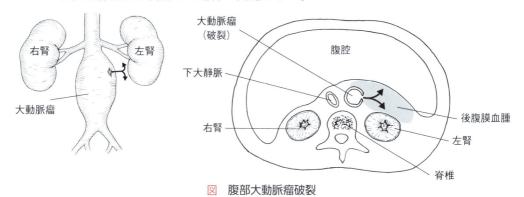

図　腹部大動脈瘤破裂
後腹膜腔に出血することが多いが，時に腹腔内に大量の出血をきたす

解　答　解説参照

| JCOPY | 〈(社)出版者著作権管理機構 委託出版物〉

本書の無断複写は著作権法上での例外を除き禁じられています．
複写される場合は，そのつど事前に，下記の許諾を得てください．
(社)出版者著作権管理機構
TEL. 03-5244-5088　FAX. 03-5244-5089　e-mail：info@jcopy.or.jp

救急救命士実践力アップ119

定価（本体価格 2,700 円＋税）

2019 年 4 月 1 日　　　第1版第1刷発行

編　著	桂田菊嗣, 瀧野昌也
発行者	佐藤　枢
発行所	株式会社　へるす出版

　　　　〒164-0001　東京都中野区中野 2-2-3
　　　　☎ (03) 3384-8035〈販売〉
　　　　　(03) 3384-8155〈編集〉
　　　　振替 00180-7-175971
　　　　http://www.herusu-shuppan.co.jp
印刷所　広研印刷株式会社

〈検印省略〉

Ⓒ 2019 Printed in Japan
落丁本, 乱丁本はお取り替えいたします．
ISBN 978-4-89269-972-6